MÉMOIRE

SUR LE SANG,

DANS LEQUEL ON RÉPOND A CETTE QUESTION.

Déterminer, d'après des découvertes modernes chimiques, & par des expériences exactes, quelle est la nature des altérations que le sang éprouve dans les maladies inflammatoires, dans les maladies fébriles, putrides, & dans le scorbut.

Non oportet nimis eſſe lætos ex analyſi ſanguinis temperamenta hominum diverſamque indolem nos detecturos.....
Non ideo analyſes ſanguinis utilitate ſuâ deſtituuntur dùm ſapienter noverimus ſpes noſtras recidere, neque plura docere quàm a naturâ diſcimus.

Haller, Elementorum Phyſiologiæ Lib. V, Sang. §. XXXIV.

Par les Citoyens PARMENTIER & DÉYEUX.

INTRODUCTION.

LE ſang eſt de tous les fluides qui conſtituent la machine animale, celui ſur lequel on s'eſt le plus exercé. Cette chair coulante, ſuivant l'expreſſion d'Hippocrate, qui ſe coagule & ſe ſépare dès qu'elle perd le mouvement organique qui lui donnoit la fluidité & l'homogénéité, a été, de temps immémorial, l'objet de la vénération : l'hiſtoire même nous apprend que certains peuples ſuperſtitieux l'offroient en ſacrifice pour appaiſer leurs dieux irrités.

Regardé comme le ſiége de la force phyſique & morale, le principe de la vie & le réſervoir de ce feu ſacré, qui ne s'éteint qu'avec elle, faut-il s'étonner que le ſang, chargé de remplir d'auſſi importantes fonctions, ſoit encore employé aujourd'hui pour peindre avec énergie l'héroïſme de quelques vertus par ces expreſſions métaphoriques : *Je verſerai juſqu'à la dernière goutte de mon ſang pour la patrie ; le ſang coule dans mes veines ; je le ſignerai de mon ſang.*

Quelle que ſoit la diverſité des êtres animés qui couvrent la ſurface du globe, qui vivent dans l'air ou nagent dans les eaux, il semble que la nature ait adopté un seul & même plan pour la composition du sang ; en effet, le sang humain, le sang des quadrupèdes, le sang des oiseaux & des poissons ne présente pas de différences assez frappantes pour caractériser au premier coup-d'œil l'individu d'où il provient. Cette identité apparente n'a cependant pas empêché de concevoir la folle idée de rajeunir les vieillards, de ranimer les corps débiles & d'opérer des guérisons merveilleuses, en introduisant dans les veines le sang d'un animal sain, jeune & vigoureux ; on alla même jusqu'à croire que par cette intromission mécanique, on changeroit les caractères vicieux ; que le sang d'un lion, par exemple, guériroit de la poltronnerie. On vit même, dans la transfusion, l'assurance de l'immortalité, comme si la caducité & les autres infirmités humaines étoient attachées exclusivement à la qualité du sang ; comme si ce fluide, dépourvu de sa chaleur, de sa mobilité, en un mot, de sa vie, pouvoit jamais reprendre à volonté des propriétés que donne seul tout le systême animal.

Malgré le ridicule de cette idée, elle trouva des partisans. L'opération de la transfusion fut d'abord pratiquée sur des animaux ; il y eut des hommes assez témérairement courageux pour s'y dévouer eux-mêmes, & il ne fallut pas moins que tous les accidens affreux, qui furent la suite de cette tentative, pour faire abandonner ce qui flattoit le plus, l'espérance de rajeunir.

A mesure que la lumière se répandit sur l'économie animale, & que les physiciens s'apperçurent, que pour mériter l'estime & la reconnoissance de leurs contemporains, il falloit diriger ses talens & ses veilles vers des objets d'un intérêt majeur, on pensa que, pour dépouiller le sang de ce merveilleux imaginaire, on devoit nécessairement essayer de pénétrer dans la composition de ce fluide par la voie des expériences ; on entrevit même la possibilité de connoître quelques-unes de ses propriétés dans l'état de santé & dans l'état de maladie, & celle d'acquérir la faculté d'en tirer des indications curatives.

Malheureusement ces vues, suggérées par le désir de contribuer aux progrès de l'art de guérir, ont été long-temps sans être secondées : d'une part, l'insuffisance des agens chimiques ; de l'autre, l'état variable du sang dans les proportions & modifications de ses parties constituantes, qui changent pour ainsi dire à tout moment chez le même sujet, sont les obstacles qui, encore aujourd'hui, malgré la masse des connoissances acquises, font croire à l'impossibilité de fixer irrévocablement la nature & les effets du sang.

Ces vérités n'ont pas échappé à la société de médecine ; mais convaincue, d'apres une suite d'observations, que le sang des malades,

& celui des hommes en santé, devoit offrir des différences essentielles, elle a cru qu'il seroit utile de rechercher quelles sont les parties constituantes de ce fluide sur lesquelles les altérations morbifiques se portent particulièrement. C'est d'après ces considérations que cette compagnie a désigné précisément les maladies dont elle désiroit qu'on fît connoître l'action sur le sang, en proposant au concours la question suivante :

Déterminer, d'après les découvertes modernes, chimiques, & par des expériences exactes, quelle est la nature des altérations que le sang éprouve dans les maladies inflammatoires, dans les maladies fébriles-putrides & dans le scorbut.

Nous croyons superflu de faire observer ici, qu'en nous engageant dans l'examen de cette question, nous avons senti toutes les difficultés qu'elle présentoit ; & que si nous avons essayé de la traiter, c'est dans l'espérance, qu'en marchant à la lueur de ceux qui nous ont précédés dans la même carrière, nous serions assez heureux pour rencontrer ce qui auroit pu échapper à leurs recherches, & qu'il résulteroit de nos efforts de nouveaux apperçus dont la physiologie tireroit quelqu'avantage.

Ce mémoire sera divisé en trois parties.

Dans la première, nous tracerons rapidement le tableau historique des connoissances actuellement acquises sur la nature & les propriétés physiques du sang.

Il s'agira dans la seconde des expériences particulières que nous avons faites pour familiariser nos organes avec l'action & les différens principes du sang en général.

Enfin, la troisième partie sera consacrée à l'examen du sang humain, provenant de sujets affectés de maladies énoncées dans le programme.

Telle est la division qui nous a paru la plus naturelle d'adopter. Nous observerons, avant d'entrer en matière, que chaque fois qu'on parlera du sang, sans désigner en même-temps l'animal qui l'a fourni, ce sera du sang de bœuf recueilli par nous-mêmes dans une boucherie. Ce sang, vu la facilité de se le procurer abondamment, nous a servi à caractériser les propriétés spécifiques de ce fluide, le plus composé de ceux qui contribuent à la formation & au développement des animaux.

PREMIERE PARTIE.

PRÉCIS historique des connoiſſances chimiques ſur le ſang.

A peine le ſang quitte-t-il la route de la circulation pour s'échapper des vaiſſeaux qui le renferment, qu'il ſe ſépare en deux parties parfaitement diſtinctes entre elles ; l'une, ſolide & rouge, appelée *caillot* ; l'autre, jaunâtre & fluide, connue ſous le nom de *ſérum.*

Cette ſéparation ſpontanée du ſang auroit pu être conſidérée déjà comme une analyſe naturelle, ou au moins comme un moyen d'arriver facilement à la connoiſſance des principes de ce fluide, ſi les phyſiologiſtes, ſe flattant de les découvrir dans le torrent de la circulation, n'euſſent préféré ſoumettre ſa vîteſſe & ſa conſiſtance à la ſcience du calcul. Il faut convenir que toutes les évaluations, à cet égard, ne pouvoient manquer d'être fautives, ſur-tout d'après le peu de ſoin qu'on prenoit de déterminer l'âge, le ſexe, la conſtitution, la force & l'eſpèce des individus ſur leſquels on opéroit.

Cependant, Leuwenhok qui, par une application infatigable de plus de ſoixante années de travaux, fit, à l'aide du microſcope, tant de belles découvertes, parvint à déterminer d'une manière préciſe les figures des parties du ſang qui, juſqu'à lui, avoient toujours été regardées comme conſtamment ſphériques, & nommées par conſéquent globules. Cet obſervateur remarqua que ces globules changeoient à chaque inſtant, ſuivant les filières, à travers leſquelles ils paſſoient.

D'autres phyſiciens découvrirent enſuite que les molécules du ſang, conſidérées en particulier, ne ſont pas parfaitement rouges, mais qu'elles acquièrent une couleur plus ou moins vive, ſelon qu'elles ſe trouvent rapprochées & réunies en plus grand nombre.

On crut enfin avoir remarqué que le changement de forme de ces mêmes globules faiſoit perdre au ſang ſa couleur, & lui donnoit des propriétés nouvelles.

Entraînés par tout ce que le ſyſtême de Leuwenhok avoit d'agréable & de ſéduiſant, Guillaume Hewſon, & pluſieurs autres, établirent comme un principe certain que les molécules du ſang varioient de forme, de couleur & de groſſeur, ſuivant les eſpèces d'animaux ; qu'elles étoient ſphériques dans l'homme & dans les quadrupèdes, plates & elliptiques dans les oiſeaux, dans les poiſſons & dans les amphibies ; que le ſang des inſectes, ſoit aquatiques, ſoit terreſtres, contenoit des particules figurées, comme celles des autres animaux, qu'elles n'en différoient que par la couleur.

Pour avoir compté & mesuré le nombre & l'étendue des globules du sang, en connoissoit-on mieux sa composition intrinsèque ? Il fallut donc, pour acquérir des notions vraisemblables, recourir à des instrumens plus certains que le microscope. Ce fut alors qu'on invoqua les agens chimiques ; mais au lieu de soulever le voile dont la nature sembloit vouloir s'envelopper, il devient encore plus impénétrable.

Si on veut s'en convaincre, il suffit de se rappeler quelles étoient les ressources fondamentales des chimistes dans un temps même où les sciences exactes avoient fait déjà quelques progrès ; elles se réduisoient à traiter le sang entier dans des appareils distillatoires ; du flegme, une huile, de l'ammoniac, tels étoient les produits qu'on recueilloit dans les récipiens, & on en concluoit que ces produits, joints aux sels lixiviels & à la terre résultante de l'incinération de la matière charbonneuse, étoient les seules parties constituantes du sang.

Convenons cependant, pour l'honneur des chimistes, & particulièrement de ceux accoutumés à réfléchir sur leurs opérations, que dès le commencement du siècle, on s'étoit apperçu que la distillation, la macération, la fermentation, & tant d'autres procédés employés alors, loin de servir à faire connoître les véritables parties constituantes des corps, n'en présentoient réellement que les débris, & devoient nécessairement induire en erreur ceux qui, d'après de semblables résultats, vouloient tirer quelques conséquences.

Une étude plus approfondie fit appercevoir insensiblement, qu'en examinant les corps par la voie de décomposition, il s'en échappoit une partie qui pouvoit figurer dans le tableau des produits analytiques ; que les uns se volatilisoient, que d'autres formoient de nouvelles combinaisons ; qu'enfin, il en restoit dans les féces, ou lies, dont on ne faisoit aucun cas.

Dans la vue de pénétrer plus sûrement dans la composition du sang, au lieu de le traiter par le feu immédiat, on eut recours à d'autres moyens dont le succès dut faire naître l'espérance d'obtenir un jour une analyse plus complète d'un fluide qu'on ne connoîtra jamais assez.

D'abord, la saveur salée du sang dut faire présumer qu'il renfermoit des sels ; on se tourmenta beaucoup pour expliquer comment ils pouvoient y exister ; la première idée fut qu'ils s'y étoient introduits tout formés par la voie des alimens, & on ne soupçonna point que la nature s'étoit réservé le droit de les produire dans le règne animal comme dans les autres règnes. Mais ce fut lorsqu'on s'occupa de déterminer la composition de ces sels, que l'opinion des chimistes resta long-temps partagée ; les uns vouloient que ce fût du muriate de soude ; d'autres prétendoient que c'étoit de l'alkali ; plusieurs enfin croyoient que ces deux matières salines étoient confondues, que leur présence, ainsi que leur proportion, influoient d'une manière particulière sur le rôle que le sang jouoit dans l'économie animale ; il y eut même quelques auteurs qui jetèrent des doutes sur l'existence de ces sels, par la seule raison que les chimistes qui les admettoient, ne les ayant jamais obtenus que du résidu de la combustion du sang, il paroissoit plus que vraisemblable que ce fluide ne les contenoit point dans l'état naturel, puisque leur développement ne se manifestoit qu'à la dernière violence du feu.

Cette dernière opinion paroît avoir été adoptée par Dehaën & Haller : pas une expérience, dit l'un de ces deux célèbres médecins, ne prouve qu'il existe des sels purs & libres dans le sang ; pas un des phénomènes, propres à caractériser l'acide & l'alkali, ne manifeste la présence de ces deux corps.

Cependant Haller, en niant l'existence d'un sel lixiviel dans le sang, ne peut se dispenser de convenir que ce fluide a une grande propension à l'alkalescence ; puisque, lorsqu'on l'évapore à une chaleur douce, l'extrait qui en résulte donne des signes non équivoques d'*alkalicité*.

Il étoit réservé à Rouelle le jeune de lever tous les doutes à ce sujet, & ce fut en examinant particulièrement le *sérum*, qu'il y parvint.

Après avoir reconnu que ce fluide jouissoit de toutes les propriétés qui appartiennent à la lymphe, il remarqua qu'il verdissoit le sirop violat, & qu'en le concentrant par le secours d'une évaporation lente, sa surface se couvroit d'une efflorescence saline qui, enlevée & combinée avec des acides, produisoit des sels neutres, dont la cristallisation varioit suivant l'espèce d'acide employé ; il vit encore que le *sérum* contenoit des muriates de soude & de potasse, & que les proportions de ces deux sels n'étoient jamais les mêmes dans toute les espèces de sang. Enfin Rouelle, par des expériences sans nombre, fixa pour toujours l'opinion qu'il falloit avoir sur l'existence des sels dans le sang.

Le sérum, une fois connu, il restoit à examiner le caillot ; sa couleur rouge avoit donné lieu à beaucoup de raisonnemens.

Quelques physiologistes prétendoient qu'elle étoit due à la réunion d'une certaine quantité de globules, & qu'elle disparoissoit lorsque ces globules cessoient d'être réunis. La grande confiance qu'on avoit dans les observations microscopiques avoit sur-tout donné lieu à cette opinion, dont la fausseté fut bientôt reconnue lorsqu'on fit attention qu'un mélange d'eau & de sang conservoit une couleur rouge, malgré que dans ce cas la réunion des globules n'existât plus.

Hoffman crut ensuite trouver la cause qu'on cherchoit dans l'union de l'alkali aux matières sulfureuses & spiritueuses, qu'il supposoit exister dans le sang.

D'autres chimistes l'attribuèrent à l'action de différens sels, & surtout du nitre qui, suivant eux, se trouvoient dans l'air; & comme ils avoient observé que ces sels, ajoutés au sang, rehaussoient sa couleur & la rendoient plus pourprée, ils en concluoient qu'ils devoient produire le même effet dès qu'ils étoient introduits dans le sang par le moyen de la respiration.

Assurément, cette explication ne pouvoit pas être admise; car, ainsi que l'a observé Senac, dans son immortel ouvrage sur la structure du cœur, les sels peuvent bien augmenter la couleur rouge du sang sans la produire; & ce qui favorise un effet ne peut pas toujours en être la cause.

Différentes observations, d'après lesquelles il résulte que le sang artériel étoit toujours plus rouge & plus vif que le sang veineux; que cette couleur étoit d'autant plus exaltée que l'action des artères étoit plus violente; que le sang des jeunes gens étoit plus rouge & plus vif que celui des vieillards; toutes ces observations suffirent à quelques auteurs pour qu'ils cherchassent la cause de la rougeur du sang dans le jeu des vaisseaux, dans la multiplicité des globules & dans la séparation de la lymphe; mais les objections sans nombre, auxquelles toutes ces théories donnent lieu, firent bientôt sentir la nécessité de présenter des explications plus satisfaisantes.

Les anciens avoient vu que du sang agité à l'air libre acquéroit presque aussitôt une couleur plus rouge qu'auparavant; ce fait qui, d'abord, n'avoit pas paru fort intéressant, fixa tout-à-coup l'attention, & fit croire qu'il devoit conduire à la cause qu'on cherchoit.

Guillaume Hewson fut un des premiers qui, après beaucoup d'expériences faites avec soin, annonça que la combinaison de l'air avec le sang suffisoit pour colorer ce fluide.

La seule difficulté étoit d'indiquer quel étoit le corps dans le sang, sur lequel l'air se fixoit principalement pour pouvoir devenir principe colorant.

Cette difficulté fut bientôt levée dès qu'on eut reconnu que le sang contenoit du fer; alors toutes les opinions se réunirent, & on s'accorda à regarder la combinaison du fer avec l'air comme la cause de la couleur qui, jusques-là, avoit été si difficile à expliquer.

Si l'existence de l'alkali pur & libre dans le sérum du sang est véritablement une découverte due à la chimie moderne, la présence du fer dans ce fluide pourvu de sa partie colorante, en est une autre non moins importante.

Menghini est celui qui paroît avoir le mieux suivi la marche constante de la nature, relativement à la distribution de ce métal dans le sang. Les expériences que ce savant a faites à cet égard sont trop intéressantes pour que nous nous permettions de les passer sous silence.

Des chimistes, avant Menghini, avoient vu que, quand on brûloit du sang desséché, on obtenoit des cendres qui contenoient du fer ; quelques-uns d'entre eux, & entr'autres Geofroy, assuroient que ce métal étoit l'ouvrage du feu, d'autres, comme Lemery, prétendoient qu'il se trouvoit tout formé dans le sang, & que le feu ne faisoit que le mettre en évidence, en détruisant les corps avec lesquels il étoit mêlé; plusieurs, enfin, croyoient que le fer étoit produit par les vaisseaux dans lesquels on opéroit la combustion du sang.

Au milieu de toutes ces conjectures, Menghini essaya d'avoir le fer à part, sans le secours de la calcination ni d'aucun instrument dont l'influence pouvoit être suspectée; en conséquence, il fit sécher du sang à la chaleur de l'étuve, & la poudre qu'il obtint, soumise au barreau aimanté, devint sensible à l'impression magnétique.

Ce même physicien prouva ensuite que le fer n'est pas également distribué dans l'économie animale; que la quantité de ce métal est plus considérable dans l'homme & dans les quadrupèdes, moindre dans les poissons & très-petite dans les oiseaux; que plus une partie contient de sang, plus il s'y trouve de fer. En effet, si avant d'examiner les parties solides, molles & fluides des animaux, on a soin de les dépouiller, par des lotions réitérées, de la totalité du sang qui y est adhérent, elles fournissent moins de molécules ferrugineuses : d'où Menghini conclut que, ni les chairs, ni les graisses, ni les os, mais le sang seul, est véritablement le réceptacle du fer.

Menghini démontra encore que les préparations de fer, prises intérieurement, après avoir passé réellement & en grande partie dans les secondes voies, se combinoient pour ainsi dire avec le sang, & y occasionnoient différens changemens; mais qu'alors, le fer ne se séparoit plus du sang, puisqu'il étoit possible de l'enlever tout entier par le moyen de l'analyse.

Enfin, rien de ce qui pouvoit intéresser à ce sujet, n'a échappé aux recherches de Menghini; aussi, voit-on que toutes les expériences qui ont été faites depuis (nous n'en exceptons pas même le travail que Rouelle le jeune avoit entrepris sur cette matière) ne sont qu'une confirmation & un développement des vérités établies dans les ouvrages de ce savant.

Une des parties du sang, sur laquelle Rouelle sembloit avoir arrêté le plus son attention, étoit l'examen du coagulum, ou caillot; mais une mort inopinée vint interrompre un travail qu'il auroît pouſſé ſans doute auſſi loin que les autres objets qu'il a traités.

Il faut l'avouer, cependant ; cet examen exigeoit, de la part de celui qui vouloit s'en charger, des vues phyſiologiques & des connoiſſances chimiques ; ces qualités ſe trouvèrent réunies dans Buquet. Ce médecin, après avoir communiqué à l'académie des ſciences des obſervations intéreſſantes ſur diverſes altérations que le ſang éprouve dans ſa décompoſition ſpontanée, a fait du caillot la matière de ſes recherches.

Le caillot, ſuivant Buquet, eſt compoſé de deux parties, la matière fibreuſe & les globules ſanguins. Il conſidère la première comme de toutes les ſubſtances qui circulent dans le corps des animaux, celle qui a le plus de tendance à devenir concrète, & il penſe, qu'une fois coagulée, elle ne peut plus ſe diſſoudre dans l'eau ; la chaleur inférieure à celle de l'eau bouillante ſuffit pour la durcir, mais elle perd en même-temps de ſon volume, & ſe retire ſur elle-même comme le parchemin ; ſi on la chauffe dans cet état, elle n'eſt nullement attaquable par l'eau, l'alcohol, l'alkali fixe cauſtique & aéré ; mais tous les acides, & principalement le vinaigre, la diſſolvent ; cette dernière propriété eſt remarquable par ſon analogie avec la matière glutineuſe du froment.

La partie rouge qui conſtitue le caillot peut être ſéparée de la matière fibreuſe par la ſimple lotion ; alors la liqueur colorée eſt transparente, ce qui annonce que la diſſolution eſt complète. Buquet penſe que dans cet état, à la couleur près, elle diffère peu du ſérum, puiſque, comme ce fluide, elle eſt coagulable par la chaleur, les acides & l'alcohol. Cependant, il a obſervé que quand on la brûle, elle fournit toujours une cendre brune dont la couleur, ſuivant ſon opinion, dépend du fer qui s'y trouve ſous la forme de ſafran de Mars. D'après ce dernier réſultat, Buquet a adopté le ſentiment de Menghini ſur la coloration du ſang ; il croit auſſi que la décoloration de ce fluide, dans certaines maladies chroniques, n'eſt due qu'à l'abſence de ce métal, & qu'on peut reſtituer la couleur par l'uſage des préparations martiales.

Un autre fait intéreſſant, qui ſemble avoir échappé aux recherches de Buquet, c'étoit de connoître ſous quelle forme le fer exiſte dans le ſang. Sage l'a attribué à la combinaiſon de l'acide phoſphorique avec ce métal ; mais cette opinion ne ſemble pas avoir eu de partiſans.

A l'époque où *Buquet* publia ſon travail ſur cette partie importante de la phyſiologie, il ſe préparoit, en chimie, une révolution qui, en changeant les idées reçues ſur la compoſition des corps, devoit néceſſairement conduire à la découverte de nouveaux moyens pour les examiner ; c'eſt alors que les chimiſtes furent convaincus que les produits fluides obtenus dans les récipients ne méritoient pas ſeuls de fixer leur attention, qu'il falloit encore diriger leurs recherches vers les parties volatiles & fugaces, dont on s'étoit ſi peu occupé.

Nous n'entreprendrons point de retracer ici les travaux immenſes auxquels ce nouveau plan d'examen a donné lieu ; les phyſiciens & les chimiſtes s'y ſont livrés avec ardeur ; leurs ouvrages, dignes de la célébrité dont ils jouiſſent, préſentent une foule de découvertes qui démontrent ſuffiſamment les ſervices qu'ils ont rendus, & que peuvent rendre ceux qui marchent à grands pas dans la carrière qui leur eſt ouverte.

Nous nous bornerons à dire que dans le nombre des ſavans qui ont examiné le ſang avec le plus de ſoins, d'après les principes de la nouvelle chimie, il en eſt pluſieurs qui, profitant des connoiſſances qu'ils avoient acquiſes, en s'exerçant ſur d'autres ſubſtances, ont cru pouvoir rendre raiſon de la formation de ce fluide, indiquer la cauſe de ſa coloration, de ſa chaleur, & des autres propriétés qui le caractériſent.

Avant de donner l'explication des phénomènes qu'offre le nouveau mode d'examiner les corps, il étoit important de bien connoître les parties conſtituantes de l'air atmoſphérique ; ces connoiſſances une fois acquiſes, on s'occupa de découvrir comment ce fluide agiſſoit pendant la reſpiration : voici de quelle manière on conçoit que les choſes ſe paſſent dans cette circonſtance.

Pendant la reſpiration, une partie de l'oxigène de l'air vital ſe combine avec le ſang veineux, dont il change la couleur pour la rendre vermeille ; une ſeconde partie de l'oxigène s'unit au carbone contenu dans le gaz hydrogène carboné du ſang veineux, & forme du gaz acide carbonique ; une troiſième partie s'unit au charbon du mucus que contiennent les poumons ; cette partie forme encore de l'acide carbonique ; une quatrième partie ſe combine avec le gaz hydrogène du ſang pour former l'eau qui s'exhale pendant la reſpiration ; le calorique que contient l'air vital décompoſé reſte uni en partie à l'oxigène ; une autre partie du calorique entre dans la compoſition du gaz acide carbonique ; une troiſième partie, enfin, produit la température pour former l'eau, par la combinaiſon des gaz hydrogène & oxigène.

Cette théorie a donné lieu à beaucoup d'objections auxquelles on a eſſayé de répondre depuis que les expériences ſe ſont multipliées, & ſur-tout d'après le travail que Fourcroy a publié ſur le ſang.

Ce célèbre chimiſte, pour examiner le ſang, s'eſt ouvert une route tout-à-fait nouvelle : c'eſt au moment où ce fluide ſort des veines & des artères, qu'il commence ſon examen ; il penſe que la quantité de calorique, que le ſang contient, contribue à ſa fluidité, puiſqu'il prend la forme concrète en ſe refroidiſſant ; mais alors, il s'opère une décompoſition qui s'annonce par la ſéparation du ſérum & par le dégagement de bulles d'air, dont une partie reſte adhérente au caillot dans lequel elle forme beaucoup de cellules.

Cette décompoſition ſpontanée peut néanmoins être retardée ; il n'eſt queſtion pour cela que d'agiter le ſang au ſortir de la veine ; au moyen de cette opération, il conſerve, même lorſqu'il eſt refroidi, toute ſa fluidité : c'eſt dans cet état que Fourcroy l'a examiné avec différens fluides aériformes. Le gaz oxigène augmenta d'abord ſa couleur rouge, qui inſenſiblement devint pourprée ; mais elle reprit ſon premier état, en agitant ſeulement le vaiſſeau dans lequel ſe faiſoit l'expérience ; avec le temps, la couleur s'eſt affoiblie, & a fini par avoir celle de lie de vin.

On conçoit que ces changemens n'ont pu s'opérer ſans qu'il y ait eu une certaine quantité de gaz oxigène d'abſorbé. L'air réſidu, après l'opération, s'eſt manifeſté avec les propriétés qui caractériſent l'acide carbonique qui, ſelon Fourcroy, doit ſon exiſtence à une combinaiſon du charbon du ſang avec une partie de l'oxigène de l'air vital.

La même expérience a été répétée avec du gaz hydrogène ; cette fois, le ſang a perdu promptement ſon éclat, & a pris une couleur brune ; enſuite ſéparé en pluſieurs parties, la couleur purpurine s'eſt manifeſtée ; mais elle a fini par prendre celle de lie de vin.

Les phénomènes qui ſe préſentent pendant la combuſtion du ſang deſſéché ont été auſſi recueillis avec beaucoup de ſoin par Fourcroy. Cette opération avoit été faite bien des fois, mais aucun auteur, avant lui, n'en avoit donné une deſcription plus exacte.

On voit, d'après les détails dans leſquels ce chimiſte eſt entré, que le ſang, décompoſé par la chaleur & avec le contact de l'air, donne une vapeur huileuſe & ammoniacale ; enſuite du gaz acide pruſſique, puis de l'acide phoſphorique, enfin de la ſoude, qui ſe volatiliſe par la chaleur.

Le fer qui ſe trouve dans le réſidu eſt en partie dans l'état métallique, & ſe rapproche de celui que l'on connoît ſous le nom de fer de l'île d'Elbe.

Une découverte plus importante, que Fourcroy aſſure avoir faite, eſt celle de la préſence de la bile dans le ſang. Cette découverte, pour nous ſervir des expreſſions de l'auteur, confirme une des idées des anciens ſur la compoſition du ſang ; elle doit avoir une influence marquée ſur la phyſique animale ; & lorſqu'elle aura été appuyée par des expériences nouvelles, elle pourra conduire à la découverte du mécanifme des fecrétions, & particulièrement de celle de la bile. En effet, comme l'a dit *Cullen*, la doctrine des fluides animaux eft encore une des parties de la phyfiologie la plus importante à connoître.

L'examen du férum a auffi fourni à Fourcroy l'occafion de découvrir la gelatine dans cette liqueur, où Rouelle & les autres chimiftes n'avoient trouvé que de l'alkali, de l'albumen, & des fels neutres.

L'exiftence de la gelatine ou gelée dans le fang, fi on s'en rapporte aux écrits des anciens, paroît hors de doute; mais en réfléchiffant aux propriétés qu'ils lui attribuent, on ne peut fe refufer de croire qu'ils ne l'ayent confondue avec la matière lymphatique, qui, à la vérité, dans quelques circonftances, fe comporte comme elle.

Dehaën, dont l'autorité en médecine eft d'un très-grand poids, étoit fi convaincu de la préfence de la gelatine dans le fang, qu'il ne concevoit pas comment ce fluide pouvoit exifter fans elle; mais il falloit en donner la démonftration, & Fourcroy s'en eft occupé.

Enfin, il a paru intéreffant à ce chimifte de comparer le fang du fœtus humain avec celui des adultes; il a remarqué que le premier ne fe coaguloit point par le refroidiffement, mais laiffoit féparer un férum qui avoit toujours une couleur rouge tirant fur le brun. Le caillot, dont la couleur eft auffi d'un rouge brun foncé, n'eft jamais très-folide; mais quand on fait chauffer le fang, le coagulum qui fe forme acquiert la même confiftance que celui des adultes, & prend en même temps la couleur grifâtre, tandis que le férum devient rouge.

Le caillot du fang du fœtus formé fpontanément, expofé à l'air libre, ne devient pas rouge complètement, comme celui des hommes qui ont refpiré; on n'y apperçoit que quelques filets rougeâtres: ce même caillot contient beaucoup moins de parties fibreufes que celui des adultes; Fourcroy penfe qu'il ne contient pas non plus d'acide phofphorique.

La difficulté d'avoir du fang du fœtus en grande quantité, a empêché ce chimifte de fuivre les expériences comparatives qu'il auroit défiré faire.

Nous venons de décrire les travaux & les vues des anciens & des modernes fur le fang; nous allons nous occuper, dans la deuxième partie de ce mémoire, de rendre compte de nos expériences particulières, & nous infifterons principalement fur celles qui nous ont préfenté des réfultats différens de ceux obtenus par les chimiftes que nous avons cités.

DEUXIEME PARTIE.

Expériences particulières faites sur le sang.

Nous avons dit, dans la première partie de ce mémoire, que le sang, au moment où il sortoit des vaisseaux, différoit peu, quant à la composition physique, de sa manière d'être dans les animaux vivans; bientôt il change d'état, & sa première altération se manifeste par la perte de sa fluidité, de sa chaleur, de son odeur & de son homogénéité.

Toutes les causes énoncées, déjà connues susceptibles de faire varier la nature & les propriétés du sang, influent singulièrement sur l'odeur de ce fluide; de-là, les sensations plus ou moins vives dont on est affecté, en approchant des malades auxquels on vient de faire une saignée, ou lorsqu'on entre dans une boucherie dont le sol est baigné par le sang d'un animal nouvellement égorgé; cette odeur est quelquefois telle, que peu de personnes la supportent: souvent elle leur occasionne du mal-aise, & même des envies de vomir.

Cette manière d'agir, du principe odorant du sang, a fixé l'attention des chimistes; mais il paroît que tout ce qu'ils ont fait à cet égard s'est réduit à prouver que ce principe est soluble dans l'eau, & que le fluide qui le tient en dissolution s'altère & contracte en peu de temps une odeur putride (1).

Présumant bien que ces deux propriétés n'étoient pas les seules qui appartinssent au principe odorant du sang, nous avons cherché à en découvrir de nouvelles au moyen des expériences suivantes.

1°. Dans un vaisseau rempli à moitié du sang d'un animal dont on venoit d'ouvrir les veines, on a plongé aussitôt une bougie allumée dans l'espace vide, entre la surface du liquide & l'orifice du vaisseau; la lumière s'est soutenue de la même manière que dans l'air commun.

---

(1) Suivant la remarque de Vitoff, chaque animal a son odeur particulière, & cette odeur est différente dans chacune de ses parties; mais il faut convenir qu'en exposant dans le même lieu du sang récemment tiré de différens animaux, il seroit difficile de juger, par l'odorat le plus parfait, quelle est son origine. Peut-être que la consistance & la couleur de ce fluide serviroit mieux à faire connoître si l'individu est jeune, adulte ou décrépit; encore seroit-il nécessaire, pour saisir ces nuances, d'avoir des organes exercés par une longue expérience.

2°. On a introduit dans l'espace vide d'un autre vaisseau nouvelement rempli à moitié de sang, un bocal plein d'eau de chaux; cet appareil, bouché exactement, n'a été ouvert qu'après un quart-d'heure; alors le bocal qui contenoit de l'eau de chaux a été retiré, & cette eau n'a pas paru être plus altérée que si l'expérience eût été faite dans un vase empli d'air commun.

Il paroît, d'après ces deux résultats, qu'il n'existe pas dans le sang de principe spiritueux & inflammable mêlé avec la partie odorante, ainsi que quelques auteurs l'ont pretendu, & que la qualité *délétère*, qu'on lui remarque lorsqu'on le respire en grande quantité, est d'une nature particulière, essentiellement differente de celle de la mofette & de l'acide carbonique, puisque les moyens qui servent à constater leur présence sont insuffisans pour etablir les propriétés du gaz qui s'échappe du sang (1).

3°. On a rempli plusieurs bouteilles d'air imprégné du principe odorant du sang, en vidant des bouteilles qui étoient pleines d'eau dans un baquet où l'on recevoit du sang d'un bœuf qu'on venoit d'égorger; ces bouteilles bouchées ont été réservées pour les expériences suivantes.

4°. L'air contenu dans une de ces bouteilles a été lavé, en le faisant passer, à diverses reprises, à travers de l'eau pure; par cette opération, il a perdu son odeur, & l'a communiquée à l'eau. Comparé ensuite avec l'air atmosphérique ordinaire, il n'a pas paru en différer sensiblement.

Ce résultat prouve que l'affinité du principe odorant du sang avec l'air atmosphérique est inférieur à celle qu'il a avec l'eau, puisque ce dernier fluide s'en empare si avidement.

5°. On a placé à diverses températures des bouteilles pleines d'air imprégné du principe odorant du sang; après plusieurs jours,

---

(1) Dans l'opinion que le sang contenoit un principe spiritueux qui avoit la faculté de produire intérieurement & extérieurement des effets merveilleux, on a proposé une foule de moyens plus ou moins ridicules pour obtenir ce principe, le fixer dans certains fluides, & en faire d'heureuses applications; mais comme l'a démontré l'expérience, on ne distingue, dans l'odeur du sang, que cet esprit recteur animal, particulier à chaque secrétion. Sans nous appesantir sur cette question, qui nous paroît suffisamment éclaircie, nous observerons que le plus souvent l'état d'asphixie qu'éprouvent les personnes que l'on saigne, dépend plutôt de causes morales & de l'affaissement qui survient en désemplissant & délestant les vaisseaux, que de l'action du gaz qui s'échappe de ce fluide; aussi, un homme vigoureux pourra subir, dans le cercle de vingt-quatre heures, vingt-quatre saignées, lorsqu'il lui est impossible d'éprouver à la fois la perte de trois saignées, sans courir les risques de la vie.

elles ont été débouchées, & on a remarqué que l'air des bouteilles pleines, dans une température chaude, avoit une odeur désagréable, qu'on n'observoit pas dans celui des bouteilles qui avoient séjourné dans un endroit froid ; les lumières brûloient dans ce dernier comme dans l'air commun; mais elles s'éteignoient un peu plutôt dans l'air des premières bouteilles.

Cette expérience indique que le principe odorant du sang est un corps composé, susceptible de s'altérer, & que son altération est d'autant plus prompte, qu'elle se trouve aidée par une température chaude. Il paroît que c'est au moment où l'altération de ce même principe commence, que se manifeste l'odeur désagréable dont on est frappé. Au reste, il ne faut pas confondre cette odeur avec celle qui s'exhale d'une matière animale, dont la putréfaction est complète ; car il existe dans ce dernier cas de l'alkali volatil ou ammoniaque, qu'on ne trouve pas, ou du moins, dont nous n'avons pu constater l'existence dans l'air que nous examinions.

6°. On a essayé, avec l'endiomètre, de l'air dont on avoit séparé le principe odorant du sang par des lavages ; il s'est trouvé aussi bon que l'air commun.

Pareil effet est arrivé avec de l'air contenu dans l'eau des bouteilles dont nous avons parlé dans la troisième expérience ; mais on a observé une différence sensible, lorsqu'on a examiné le même air des bouteilles placées dans un endroit où il régnoit une température chaude ; dans ce cas, le volume d'air absorbé par le gaz nitreux a été moins considérable, résultat qui ne doit pas surprendre, sur-tout si on se rappelle ce qui a été dit dans la cinquième expérience, à l'occasion de cet air.

Nous ajouterons cependant que cette différence ne s'est pas toujours fait remarquer, dans plusieurs expériences, avec de l'air semblable, quoique pour la faire nous eussions apporté toutes les précautions possibles, d'où l'on pourroit conclure que les expériences endiométriques sont de l'espèce de celles sur les résultats desquelles on ne doit pas toujours compter.

Nous n'avons examiné jusqu'à présent le principe odorant du sang que dans son état de combinaison avec l'air atmosphérique ; voyons maintenant comme il se comporte lorsqu'il est en dissolution dans l'eau.

Pour l'obtenir en cet état, nous avons distillé, au bain-marie, du sang nouvellement tiré de la veine de l'animal ; le fluide obtenu dans le récipient étoit transparent & sans couleur ; son odeur ressembloit assez à celle que le sang exhale ; sa saveur étoit désagréable & nauséabonde. Cette liqueur, nouvellement distillée, n'a produit aucun effet sensible sur tous les réactifs avec lesquels on est dans l'usage d'examiner une eau dont on veut connoître la composition; évaporée au bain-marie, elle n'a laissé aucun résidu.

Si on la conserve dans un flacon bouché, elle ne tarde pas à perdre de sa transparence & à devenir blanchâtre ; on apperçoit même de petits nuages se former, qui se rassemblent & finissent par se précipiter au fond du vaisseau ; la liqueur alors a une odeur putride ; elle verdit même un peu la couleur du sirop violat.

En l'exposant à un degré de chaleur capable de la faire tiédir, elle perd cette odeur & acquiert de la transparence ; il se précipite en même temps un sédiment si léger, que le moindre mouvement suffit pour le faire monter à la surface.

Malgré les tentatives pour recueillir une certaine quantité de ce sédiment, il nous a été impossible d'y parvenir ; & le peu que nous en avons eu ne nous a pas laissé le pouvoir de tenter d'autres expériences que celle de le soumettre à l'action d'un charbon ardent, sur lequel il a brûlé, en répandant une odeur analogue à celle de la corne brûlée.

L'eau n'est pas le seul fluide capable de se charger de la partie odorante du sang ; on en a la preuve lorsqu'on distille, au bain-marie, un mélange de sang & d'esprit-de-vin ; la liqueur obtenue n'a pas d'abord une odeur très-marquée, mais en l'étendant avec de l'eau, elle se développe d'une maniere sensible.

L'esprit-de-vin distillé sur du sang n'a présenté aucun phénomène particulier ; lorsqu'on le mêle avec les réactifs, il ne donne pas non plus de résidu par l'évaporation jusqu'à siccité ; enfin, sa saveur n'a rien de désagréable.

En se rappelant ce qui vient d'être dit, on voit qu'il y a une analogie entre le principe odorant du sang & l'esprit recteur des plantes, puisque l'un & l'autre affectent plus ou moins sensiblement l'organe de l'odorat, qu'ils sont volatils, se dissolvent dans l'eau & dans l'esprit-de-vin, & que leur dissolution n'offre point d'effet sensible lorsqu'on les essaye avec les réactifs.

On pourroit donc les regarder, jusqu'à un certain point, comme identiques, si le principe odorant du sang ne jouissoit pas d'une propriété particulière & bien remarquable, celle de se décomposer promptement, d'exhaler alors une odeur désagréable & quelquefois putride.

Mais si ce principe diffère essentiellement, par cette propriété, de l'esprit recteur des végétaux, on ne peut pas disconvenir que son analogie avec celui des autres substances animales, ne soit complète ; en effet, le lait, la bile, l'urine, les muscles, & généralement toutes les substances molles & fluides qui constituent le le corps animal, ont chacune un principe odorant qui sert à la faire reconnoître, & dont les propriétés ressemblent au principe odorant du sang.

C'est la présence de ce principe qui, suivant notre opinion, influe singulièrement sur la décomposition des corps qui le contiennent; ou pour mieux dire, c'est sur lui que la première altération, que subissent les substances animales, se manifeste; il suffit, pour n'en pas douter, de faire attention à ce qui se passe dans l'air & dans l'eau qui tiennent ce principe en dissolution.

La fluidité que le sang conserve quelque temps après sa sortie des vaisseaux qui le renferment, permet qu'on l'examine avec différens agens chimiques; les phénomènes qu'il présente alors ont été observés & décrits par la plûpart des auteurs qui ont analysé ce fluide; & si nous nous dispensons d'insister ici sur cet ordre d'expériences, c'est que les résultats sont trop incertains pour qu'il soit possible d'en tirer des conséquences utiles.

Il n'en est pas ainsi de l'expérience de *Fourcroy*, au moyen de laquelle ce savant assure être parvenu à prouver que la bile existe dans le sang. L'importance de cette découverte nous a déterminés à la répéter, en suivant littéralement le procédé indiqué dans le mémoire où elle est consignée.

Nous avons donc fait un mélange de six livres de sang & de trois livres d'eau distillée; après l'avoir fait bouillir, jusqu'à ce que le sang fut coagulé, voici ce qu'on a observé:

La liqueur qui s'est séparée du *coagulum* avoit une couleur d'un jaune foncé lorsqu'on la regardoit en masse; mais en inclinant le vaisseau en différens sens & à contre-jour, elle paroissoit verdâtre, sur-tout dans les points de contact avec le vaisseau. En la rapprochant par l'évaporation, la couleur jaune a augmenté, sa saveur n'étoit nullement amère; mais on y reconnoissoit celle de l'alkali fixe; cette saveur est devenue plus sensible dès que la concentration de la liqueur a été portée jusqu'à la consistance d'extrait.

Cet extrait, dissous dans l'eau distillée, a présenté une liqueur claire d'un jaune foncé; par son mélange avec les acides, elle a perdu une partie de sa transparence. L'esprit-de-vin l'a troublée complètement, & bientôt il s'est rassemblé au fond du vaisseau un dépôt formé par la réunion d'une multitude de petites pellicules, très-divisées & très-légères.

Ces expériences ne nous présentant point les produits observés par Fourcroy, il nous parut nécessaire de les répéter sur le sang de différens animaux; mais ces nouvelles expériences ne nous ont présenté aucun des produits analogues à ceux que fournit ordinairement la bile.

Présumant alors que si le sang contenoit de la bile, le *sérum* se séparant du *caillot* devoit entraîner une partie de cette secrétion animale, nous cherchâmes à l'y découvrir; mais nos tentatives, à cet égard, devinrent inutiles.

Enfin, nous avons fait dissoudre deux livres environ de *caillot* dans trois pintes d'eau distillée, & après avoir séparé, par le moyen de l'ébullition, le *magma* qui se manifeste toujours en pareil cas, nous avons filtré & évaporé la liqueur; sa saveur, son odeur & toutes ses propriétés nous firent juger de nouveau qu'elle ne contenoit pas plus de bile que de *sérum*.

De tout ce qui précède, il résulte que l'existence de la bile dans le sang n'est pas encore bien démontrée, & que ce seroit sans fondement qu'on voudroit regarder ce dernier fluide comme ne pouvant exister sans cette humeur récrémentitielle.

Il faut convenir cependant qu'il est des circonstances où la bile peut fort bien se rencontrer dans le sang; par exemple dans les sujets où la plûpart des fluides qui composent le systême animal, sont tellement imprégnés de cette secrétion, qu'il seroit superflu d'employer aucune expérience pour la démontrer. Il arrive même souvent, d'après le rapport de quelques observateurs, que les humeurs muqueuses, laiteuses, quittent tout-à-coup les organes où elles ont été préparées, pour inonder la masse du sang, & y séjournent tant que la cause qui les y a fait refluer subsiste; mais alors les sujets ne sauroient être considérés dans l'état sain; & puisque le sang que nous avons examiné, & qui appartenoit à des animaux bien portans, ne contenoit pas de bile, nous sommes autorisés à croire que cette secrétion n'est pas une de ses parties constituantes (1).

---

(1) Peut-être que les contradictions si nombreuses qu'on rencontre dans les écrits qui traitent de l'analyse des humeurs animales, viennent souvent de ce que leurs auteurs ont opéré sur celles qui étoient, tantôt dans un état frais, & tantôt ayant subi déjà un commencement d'altération spontanée ou morbifique. L'observation prouve souvent que l'instant où l'urine, par exemple, ne donne aucun signe d'acidité ou d'alkalicité, & celui où la présence de l'une ou de l'autre se manifeste, sont difficiles à saisir. L'époque de la journée où elle a été rendue, l'espèce & l'âge de l'individu dont elle provient, & sur-tout, l'état de l'atmosphère, contribuent à accélérer ou à retarder les différens changemens que ce fluide éprouve; car c'est une vérité reconnue, que quand il fait froid, la première altération de l'urine commence par l'acescence, qui est bientôt effacée, dans les temps chauds, par l'alkalescence qui lui succède. En général, l'urine exige beaucoup de précautions de la part de celui qui l'examine; car on sait, qu'enfermée & retenue dans la vessie, elle s'y corrompt en peu de jours, & devient d'une puanteur insupportable. On sait encore que

Après avoir fait quelques recherches sur le sang en masse, c'est-à-dire avant sa coagulation, il reste à l'examiner lorsqu'il est coagulé, c'est-à-dire, lorsqu'il a laissé séparer le sérum ou la lymphe.

Beaucoup de médecins ont tenté diverses expériences pour déterminer la quantité de sérum contenu dans le sang ; les uns ont prétendu qu'elle est à-peu-près égale à la moitié de la masse qui sort des veines d'un sujet en bonne santé ; les autres, qu'elle n'en forme tout au plus que le tiers ; mais les constitutions admettent des variations énormes dans la cohésion du sérum avec le caillot ; de-là, l'impossibilité d'avoir des analyses comparatives aussi exactes qu'on pourroit le désirer.

Pour obtenir le sérum pur, c'est-à-dire avec la couleur qui lui appartient, il faut que le vase qui contient le sang soit placé dans un lieu en repos pendant une heure au moins : le plus léger mouvement peut s'opposer à la séparation de ce fluide.

Quoique l'analyse du sérum ait été faite avec soin, nous avons pensé qu'il falloit l'examiner de nouveau, & nous avons reconnu qu'il contient, ainsi qu'on l'a avancé, de l'eau, de l'albumen, de la gelatine, des sels neutres & de l'alkali marin, ou soude ; mais il restoit à savoir si ces différentes substances se trouvoient combinées dans le sérum, ou bien si elles existoient chacune séparément en jouissant de leurs propriétés respectives ; cette question étoit d'autant plus intéressante à traiter, que *Rouelle*, le seul des chimistes qui s'en soit occupé avec succès, semble avoir augmenté les incertitudes à cet égard, en concluant que les sels, & sur-tout l'alkali, n'étoient pas combinés avec les autres parties constituantes du sang.

On conçoit difficilement comment ce chimiste a pu prononcer aussi affirmativement ; en effet, est-il raisonnable de supposer que

---

les avant-coureurs des maladies peuvent déjà être de nature à l'altérer, & que dans les crises, elle doit contracter des qualités étrangères à son état naturel. Il suit de ces courtes réflexions, que sans adopter les prétentions ridicules des charlatans, relativement à la connoissance des urines, dont ils ont fait une des ressources de leur empyrisme, l'étude particulière de cette humeur récrémentitielle, sous les rapports de l'état sain & de l'état malade, offrira des indications utiles aux praticiens, & pourra devenir pour eux un objet de première importance, au lieu de n'être qu'une considération secondaire. Peut-être aussi qu'à la faveur d'une analyse plus approfondie des parties constituantes de l'urine recueillie dans les différentes circonstances possibles, & des lumières déjà acquises sur ce fluide, parviendroit-on à procurer à l'art de guérir, la faculté de saisir, avec le secours de quelques agens d'une application facile, la nature & les progrès d'une maladie, les changemens qu'elle subit en parcourant ses périodes.

l'alkali fixe, qui se trouve dans le sérum en même-temps que la gelatine & l'albumen, puisse rester à côté de ces deux substances, & circuler avec elles, tandis que l'expérience prouve que l'alkali fixe, mêlé avec les deux mêmes substances, augmente leur solubilité ?

Pour en avoir la preuve, qu'on ajoute au sérum nouvellement séparé, de l'esprit-de-vin déflegmé, on verra sur-le-champ le mélange se troubler, & l'albumen se séparer. Si on verse de l'alkali bien pur sur cette matière ainsi séparée, on opérera aussitôt sa dissolution, & l'eau avec laquelle on la mêlera prendra de la transparence.

On objectera sans doute, que ce qui prouve que l'alkali fixe n'est pas combiné avec l'albumen, c'est que le sérum verdit le sirop violat, phénomène qui ne devroit point s'opérer, si la prétendue combinaison existoit.

On peut répondre, qu'il en est de la combinaison de l'albumen & de la gelatine avec l'alkali fixe, comme de la combinaison des huiles avec l'alkali. On sait que le savon le plus parfait jouit encore de la propriété de verdir le sirop violat ; & certainement, personne ne révoquera en doute, que dans le savon, l'alkali fixe ne soit combiné avec l'huile.

Peut-être objectera-t-on encore que l'analogie, entre la prétendue combinaison de l'albumen & le savon, est d'autant moins fondée, que cette dernière matière, soluble dans l'eau, l'est infiniment plus dans l'esprit-de-vin, tandis que la dissolution de l'albumen, par l'alkali fixe, n'est pas soluble dans l'esprit-de-vin, puisque ce fluide en opère la décomposition.

La réponse à cette objection est facile. En établissant une analogie entre la combinaison de l'huile & de l'alkali, d'où résulte le savon & la combinaison de l'alkali fixe avec l'albumen, telle que nous la supposons exister dans le sérum, nous sommes loin de prétendre que ces deux ordres de combinaisons doivent avoir une ressemblance parfaite. Il n'est personne qui ne sache que, pour que l'analogie de deux corps comparés entre eux soit complète, il faut que les parties employées à leur formation soient absolument les mêmes ; sans cette condition, il y aura toujours une différence sensible, qui n'empêchera cependant point que, sous d'autres rapports, il y ait une analogie marquée. Ainsi, quand on dit, par exemple, que l'acide muriatique forme un sel avec l'alkali fixe, & qu'on dit aussi que ce même acide forme un sel avec la terre calcaire, assurément, on ne veut pas établir que l'analogie avec ces deux sels soit entière, puisque l'un des deux est constamment déliquescent, lorsque l'autre prend aisément la forme concrète ; mais il n'en est pas moins vrai qu'il existe une similitude dans la manière dont cet acide se combine avec l'alkali & la terre calcaire : sous ce rapport, il y a donc une analogie entre ces deux sels.

Il en est de même de la combinaison de l'albumen avec l'alkali, dont quelques-unes des propriétés ne diffèrent de celles du savon, que parce que les parties constituantes de ces deux corps ne sont pas parfaitement semblables.

Il nous paroît d'après cela, démontré, que l'alkali fixe se trouve combiné avec l'albumen dans le sérum, & qu'il ne circule pas isolément dans ce fluide.

Sans doute, il n'en est pas de même des muriates de soude & de potasse. Ces sels, qui n'ont pas une tendance à la combinaison comme l'alkali, peuvent être supposés faire corps à part dans le sérum; ainsi, l'opinion de *Rouelle*, pour ce qui les concerne seulement, semble-t-elle devoir être adoptée.

Indépendamment de l'alkali fixe qui se trouve combiné avec l'albumen, l'examen particulier que nous avons fait de cette matière nous a mis à portée de reconnoître qu'elle contenoit aussi du soufre.

Pour en démontrer la présence, il faut faire chauffer l'albumen dans un vaisseau d'argent, & lui faire éprouver, étant parfaitement desséché, un degré de chaleur supérieur à celui de l'eau bouillante : on verra bientôt le point du vaisseau en contact avec la matière, perdre son éclat métallique, & prendre une couleur noire semblable à celle que produit le soufre, chauffé sur une plaque d'argent.

On peut même obtenir ce soufre à part; il suffit, pour cet effet, de triturer ensemble, dans un mortier de verre, de l'albumen & quelques gouttes d'une dissolution d'argent bien saturée; en laissant digérer le mélange pendant un certain temps, & le faisant ensuite chauffer, après l'avoir étendu avec un peu d'eau, on appercevra des filets grisâtres qui, peu à peu, deviendront noirs, & offriront à la partie inférieure du vaisseau un précipité, duquel il sera facile d'extraire le soufre par les moyens usités en pareil cas.

Enfin, si on fait bouillir de l'alkali fixe avec de l'albumen & de l'eau, on obtiendra une liqueur qui, filtrée & mêlée avec du vinaigre distillé, exhalera une odeur hépatique, susceptible d'altérer la couleur & l'éclat de l'argent.

La présence du soufre dans le sérum donne lieu à différentes questions : Quelle peut en être l'origine ? Seroit-il un produit de l'animalisation, ou bien, ne faut-il pas l'attribuer à la décomposition d'un corps qui le contenoit tout formé ? Avouons-le, plus on y réfléchit, plus les difficultés s'accroissent pour donner une réponse un peu satisfaisante; mais sans nous engager dans une discussion qui nous éloigneroit nécessairement de l'objet principal, nous nous contenterons d'obſerver qu'il s'en faut bien que l'albumen du ſang ſoit la ſeule matière animale dans laquelle ſe rencontre le ſoufre; on eſt déjà parvenu à l'extraire du blanc d'œuf. Nous ſoupçonnons qu'il exiſte également dans la bile, & nous avons la certitude que la ſubſtance du cerveau en contient abondamment (1).

De toutes les ſubſtances contenues dans le ſérum, la gelatine eſt celle ſur laquelle nous nous ſommes particulièrement arrêtés. Nous avons dit dans la première partie que Fourcroy en avoit fait l'objet de ſes recherches. Les expériences de ce ſavant chimiſte, que nous avons répétées, ne nous ayant donné que des réſultats inſuffiſans, nous tentâmes de nouvelles expériences, qui nous conduiſirent au but que nous cherchions à atteindre, celui de mettre en évidence la gelatine, pourvue de toutes ſes propriétés. Il faut en convenir; le haſard nous ſervit, à cet égard, au-delà de nos eſpérances, & il ſera facile d'en juger par ce qui ſuit.

On avoit expoſé à la chaleur du bain-marie, dans une capſule de verre, dix onces environ de ſérum bien pur; au lieu de retirer le vaiſſeau auſſitôt après la coagulation de la partie lymphatique, ainſi que nous avions coutume de le faire, on le laiſſa ſéjourner dans le bain pendant une demi-heure. En examinant enſuite la matière que le vaiſſeau contenoit, nous vîmes qu'elle étoit blanche, & que les différentes parties qui touchoient les parois intérieures du vaſe étoient parſemées de cellules qui renfermoient une matière jaunâtre. Nous reconnûmes auſſi, à la ſurface de la lymphe coagulée, une ſubſtance épaiſſe, jaune & tranſparente, ayant toute l'apparence d'une gelée; nous en ſéparâmes une demi-once qui, ſoumiſe à différentes expériences, préſenta les propriétés ci-après.

Miſe entre les doigts, elle les poiſſoit; étendue ſur le papier, elle produiſoit le même effet que la colle; ſa ſaveur étoit douce; elle ſe diſſolvoit aiſément dans la ſalive & dans l'eau; cette dernière

---

(1) On ſe tromperoit ſans doute, en croyant que les anciens, qui admettoient du ſoufre par-tout, euſſent acquis la preuve qu'on a eue depuis, que cette ſubſtance exiſtoit réellement, non-ſeulement dans quelques plantes, mais même encore dans différentes parties animales; il eſt facile de juger qu'ils n'entendoient, par le mot ſoufre, qu'une matière huileuſe ou réſineuſe, ayant la propriété de s'enflammer. Quoi qu'il en ſoit, le ſoufre que l'on trouve dans la plûpart des humeurs animales leur eſt peut-être auſſi eſſentiel que les ſels moyens qui s'y trouvent auſſi habituellement. Pourquoi en effet ne ſeroit-il pas regardé comme une de leurs parties véritablement conſtituantes, puiſque, quels que ſoient l'état phyſique de chaque individu, la nature & l'eſpèce d'aliment dont il ſe nourrit, le climat & le milieu dans lequel il naît, ſe développe & meurt, le ſérum du ſang, ainſi que d'autres humeurs, offrent conſtamment du ſoufre?

diſſolution, expoſée dans un endroit humide & chaud, n'a pas tardé à ſe recouvrir de moiſiſſure ; dans cet état, ſa ſaveur avoit quelque choſe d'acide ; avec le temps, elle eſt devenue putride.

Une autre quantité de cette matière, dépoſée dans un endroit chaud, s'eſt deſſéchée & a formé, ſur la lame de verre où elle étoit étendue, un enduit tranſparent & jaune comme du ſuccin, lequel, diſtillé enſuite à feu nu, a donné les mêmes produits que la gelée de corne de cerf.

Enfin, cette même matière, mêlée avec la ſoude cauſtique délayée dans l'eau, ne tarda point à ſe diſſoudre ; la diſſolution devint claire & tranſparente ; mais lorſqu'on voulut la ſéparer, au lieu de reparoître ſous l'état gelatineux, nous n'eûmes que des flocons blancs.

Toutes ces propriétés, abſolument les mêmes que celles qui appartiennent aux ſubſtances ſolides animales, auroient pu nous ſuffire ; mais ce ne fut qu'après avoir répété nos expériences ſur la ſéroſité du ſang de pluſieurs animaux, que ne pouvant plus nous refuſer à l'évidence, nous reſtâmes convaincus que la gelatine exiſtoit dans le ſang, & qu'elle faiſoit une partie conſtituante eſſentielle de ce fluide.

Nous croyons cependant devoir faire obſerver que la gelatine, qui ſe ſépare dans l'expérience citée, n'eſt pas la ſeule qui exiſte dans le ſang. Il eſt plus que vraiſemblable qu'une partie auſſi eſt combinée avec la ſoude cauſtique qui ſe trouve dans ce fluide ; perdant par cette combinaiſon la propriété particulière qu'elle a, de ſe préſenter ſous la forme d'une gelée, il n'eſt pas étonnant qu'elle ne reparoiſſe plus avec cette propriété dans la ſéroſité où elle eſt ainſi diſſoute. La gelatine qui ſe manifeſte à la ſurface de la ſubſtance de l'albumen coagulé, eſt donc ſeulement celle qui, n'ayant pas trouvé aſſez de ſoude cauſtique pour pouvoir être diſſoute, prend naturellement la conſiſtance épaiſſe qui lui appartient lorſqu'elle n'eſt pas combinée avec un corps étranger.

Ce qui appuie ce raiſonnement, c'eſt le phénomène que nous avons obſervé, lorſqu'on a ajouté exprès à de la ſéroſité, de la ſoude cauſtique ; dans ce cas, en faiſant chauffer le mélange, on n'a plus obtenu de gelatine ; une partie de l'albumen a auſſi été diſſoute, & le coagulum, au lieu d'être ſolide, a pris ſeulement une conſiſtance molle & pultacée.

Reſte à ſavoir maintenant ſi, dans le ſang, la ſoude, l'albumen & la gelatine ſe trouvent iſolés, & circulent ainſi enſemble ſans être combinés, ou bien, ſi la combinaiſon d'une partie ſeulement de ces ſubſtances n'a lieu que lorſqu'on opère la coagulation de la férosité par le moyen de la chaleur; c'est sans doute ce qui est assez difficile à déterminer.

Après avoir constaté l'existence de la gelatine dans la sérosité, nous avions encore à reconnoître si le caillot, ainsi que la matière fibreuse, examinés séparément, fourniroient également de la gelatine.

L'analogie de la matière fibreuse avec la substance musculaire nous avoit d'abord fait soupçonner qu'on trouveroit de la gelatine dans cette matière. Pour savoir précisément à quoi nous en tenir, on a fait bouillir, pendant une demi-heure environ, dans de l'eau distillée, une livre de matière fibreuse, séparée par l'agitation du sang d'un animal qu'on venoit d'égorger. La liqueur a été ensuite évaporée au bain-marie, d'abord jusqu'aux trois-quarts; par le refroidissement, elle n'a pas donné de gelée; exposée après cela dans un endroit chaud, elle a continué à s'évaporer, sans jamais montrer de matière gelatineuse.

Nous n'avons pas été plus heureux dans nos recherches sur la substance d'un caillot que nous avions eu soin de faire égoutter & exprimer, pour le séparer autant que possible de la sérosité.

D'après cela, nous croyons que la sérosité contient seule la gelatine, & qu'inutilement on la chercheroit dans les autres parties constituantes du sang.

Nous avons reconnu aussi que la gelatine n'est pas constamment la même dans le sang de tous les animaux; souvent il nous est arrivé, en examinant le sang de personnes saines & bien portantes, d'avoir trouvé des différences dans la consistance, la couleur & la quantité de cette substance; pareilles différences se sont fait remarquer dans le sang de sujets affectés de maladies.

Dès nos premières observations à cet égard, nous crûmes que la manière d'être de la gelatine pourroit nous conduire à reconnoître la maladie qui existoit dans l'individu dont nous examinions le sang; mais des expériences faites depuis nous ont appris que les conséquences que nous voulions tirer n'étoient pas exactes, puisque, chez plusieurs personnes attaquées de la même maladie, les unes nous ont donné un sang dont la gelatine avoit beaucoup de consistance, & étoit en grande quantité, tandis que la gelatine, dans le sang de plusieurs autres, étoit plus molle & en moindre quantité.

Il paroît, au reste, qu'il en est de la gelatine comme des matières fibreuse & albumineuse, qui ne sont jamais identiques dans tous les individus, & que leur état, leur manière d'être & leur quantité dépendent de mille circonstances relatives à l'organisation animale, qu'il est impossible au chimiste de saisir & d'indiquer.

Enfin, il résulte de ce qui précède, que l'opinion de Fourcroy, sur

sur l'existence de la gelatine dans la sérosité du sang, est celle à laquelle il faut maintenant s'arrêter, & nous nous félicitons d'avoir confirmé, par de nouvelles expériences, une découverte due à ce chimiste; découverte qui est d'autant plus importante, qu'elle doit conduire à la vraie théorie de la formation de la substance musculaire.

La surface du sang qu'on vient de tirer de la veine est ordinairement recouverte d'une mousse qui se dissipe d'abord en grande partie; insensiblement ce fluide perd de son volume, & on voit, autour du vase dans lequel il est contenu, une substance épaisse, qui se retire sur elle-même en gagnant le milieu, & dont la consistance augmente jusqu'à ce qu'elle soit dans un état comparable à une gelée. Séparée du sérum dans lequel elle nageoit, elle se laisse diviser aisément, & présente dans son intérieur des lamelles qui sembleroient indiquer un arrangement symétrique. La partie extérieure du caillot est communément d'un rouge assez vif; la cause de ce phénomène, observé depuis long-temps, est connue; arrêtons-nous un instant sur celle de la coagulation.

Les circonstances qui accompagnent la coagulation du sang au sortir des vaisseaux, qui l'accélèrent, la retardent, la suspendent ou la détruisent, ont fait naître beaucoup de contestations; des volumes entiers ne suffiroient pas pour contenir ce qui a été écrit à ce sujet; nous allons nous borner au simple résultat des expériences que nous avons suivies, dans l'espérance de donner une explication plus vraisemblable de cette singulière & étonnante propriété.

Ceux qui ont prétendu que l'air empêchoit la tendance à la coagulation, assurent que, si on tient le sang dans un vase hermétiquement bouché, le caillot n'a pas lieu. Pour vérifier le fait, nous avons reçu du sang au sortir des veines & des artères d'un animal, dans trois flacons de même grandeur, l'un garni d'un bouchon usé à l'émeri, l'autre d'un bouchon de liége, & le troisième sans bouchon; la coagulation s'est opérée dans les trois vases de la même manière & dans le même cercle de temps.

L'opinion qui attribue la coagulation du sang hors des vaisseaux à l'action du froid, n'est pas mieux fondée. Hewson l'a attaquée & combattue avec succès par des expériences que nous avons cru utile de répéter.

Nous avons donc reçu du sang dans des bocaux plongés, l'un dans l'eau chauffée à cinquante degrés, l'autre dans l'eau froide à zéro; le troisième, enfin, dans une atmosphère à quinze degrés; le caillot s'est formé aussi promptement & de la même manière dans les trois vaisseaux.

Les sels neutres, mêlés au sang, s'opposent à sa coagulation;

c'eſt encore ce qu'a très-bien démontré Hewſon. Mais ſoupçonnant que cet effet pouvoit être dû à l'agitation qu'il recommande de donner au mélange pour favoriſer la diſſolution des ſels, nous avons reçu ſix onces de ſang environ dans des bocaux, dont l'un contenoit la ſolution d'une demi-once de ſulfate de ſoude, & l'autre la ſolution d'une égale quantité de muriate de ſoude : les mélanges ont conſervé leur fluidité, & il n'y a pas eu de caillot.

Curieux enſuite de connoître ſi ce n'étoit pas la denſité du fluide, plutôt que l'action des différentes matières ſalines, qui mettoit obſtacle au rapprochement de la partie fibreuſe, & par conſéquent à la formation du caillot, nous avons reçu du ſang dans deux vaiſſeaux, dont l'un contenoit une diſſolution de gomme arabique, & l'autre une diſſolution d'amidon ; la coagulation a eu lieu dans les deux vaſes, ſoit que les liqueurs fuſſent chaudes ou froides.

La coagulation du ſang eſt donc indépendante de l'action de l'air, du chaud, du froid & de la denſité de la liqueur.

Le caillot conſerve ſon odeur & ſa conſiſtance pendant trois, quatre & cinq jours, ſur-tout quand le vaſe qui le contient n'a pas une grande ſurface, & ſe trouve placé dans un lieu frais ; car dans une température chaude, il ſe ramollit aſſez promptement ; ſon odeur alors commence à s'altérer, & finit par devenir très-déſagréable.

Si, au lieu de laiſſer le caillot ſéjourner dans le ſérum, on l'en ſépare, il ſe conſerve, & peut même ſe deſſécher tout à fait ſans s'altérer, ſur-tout en le plaçant dans un endroit chaud ; ſa couleur, dans ce cas, eſt d'un rouge très-foncé : & vers les bords, il acquiert une demi-tranſparence.

En laiſſant égoutter le caillot ſéparé du ſérum, pendant une heure environ, & le faiſant chauffer au bain-marie, il prend plus de conſiſtance, & la liqueur qui ſuinte ne diffère en aucune manière du ſérum ; elle contient autant d'albumen que celle dont la ſéparation s'eſt opérée d'abord.

Un caillot jeté dans une certaine quantité d'eau bouillante donne à ce fluide un œil laiteux ; il s'élève en même-temps à la ſurface de la liqueur une écume due à une portion d'albumen diſſoute ; le caillot alors prend une couleur brune & plus de conſiſtance.

Mis à digérer dans l'eſprit-de-vin, le caillot augmente auſſi de conſiſtance ; mais la féroſité qui s'en ſépare ne contient plus d'albumen.

L'eſprit-de-vin, en ſéjournant ſur le caillot, acquiert ſeulement une couleur citrine, pourvu qu'il ſoit parfaitement déflegmé ; ſon mélange avec l'eau ne change rien à ſa tranſparence.

Il n'en eſt pas de même de l'eau ; elle diviſe le caillot, ſe colore en rouge, & demeure transparente pendant plusieurs jours; mais insensiblement elle se trouble & manifeste l'existence de pellicules membraneuses, dont nous parlerons dans un instant.

Les acides agissent d'une manière plus ou moins marquée sur le caillot, mais tous en augmentent la concrétion, parce qu'ils coagulent l'albumen, encore renfermé dans le sérum qui lui sert d'excipient; il faut cependant en excepter l'acide nitreux, qui semble au contraire en opérer la résolution; l'acide phosphorique & le sulfurique changent sa couleur en noir.

Le caillot qui a séjourné avec les acides n'est plus aussi soluble dans l'eau qu'auparavant, il s'y laisse seulement diviser & en trouble la transparence.

Le carbonate de potasse & l'ammoniac dissolvent le caillot, & lorsqu'ils sont l'un & l'autre dépourvus de leur acide carbonique, ils lui donnent une couleur rouge foncée; cette espèce de dissolution peut se conserver assez long-temps sans s'altérer, il n'est plus possible d'en séparer ces pellicules membraneuses citées plus haut; il semble que l'alkali, en se combinant avec elles, leur ait communiqué de la solubilité.

Enfin, le caillot distillé à la cornue donne les mêmes produits que les substances animales, & le charbon qui en résulte fournit du fer, de l'alkali fixe, &c.

Nous avons fait observer, en parlant de la propriété qu'a l'eau, de dissoudre le caillot, qu'il reste toujours en arrière une matière membraneuse, sur laquelle ce fluide n'a pas d'action. On peut la séparer aisément, & en plus grande quantité, en se servant d'un procédé bien simple: il suffit de renfermer le caillot dans un linge & de le froisser entre les mains à diverses reprises dans un vase rempli d'eau; peu à peu la substance soluble se sépare, & le résidu est véritablement la matière fibreuse du sang, que tant d'auteurs ont confondue avec la lymphe coagulable.

Il est vraisemblable que, dans le caillot & le sang, cette matière existe dans un état de division extrême, & qu'elle ne prend la forme qu'on lui remarque, lorsqu'on emploie le procédé qu'on vient de décrire, qu'à l'aide du mouvement qu'on a imprimé au caillot en l'agitant dans l'eau. Ce qui semble fortifier cette idée, c'est ce qu'on apperçoit lorsqu'on agite vivement du sang au sortir de la veine; la matière fibreuse se sépare alors en très-grande quantité, & vient adhérer aux mains ou à l'instrument dont on se sert pour agiter ce fluide.

La manière dont on retire la matière fibreuse, dans l'expérience que nous venons de rapporter, peut servir à expliquer comment elle se sépare spontanément dans les corps animés. Suivant la plûpart des physiologistes, cette matière est destinée à former & à réparer la substance des muscles. Si cela est, comme tout porte à le croire, on peut concevoir que le sang, qui pendant l'acte de la circulation est dans un mouvement continuel, tend, d'après cela même, à se dépouiller à chaque instant de sa matière fibreuse, à la déposer en plus ou moins grande quantité, & plus ou moins promptement, suivant que son mouvement est rapide; ce qu'il y a de certain, c'est qu'on la retrouve toute entière dans le corps charnu, & que, lorsqu'elle en est séparée, elle ne diffère pas sensiblement de celle que fournit le sang qu'on a agité au sortir de la veine.

Une circonstance à laquelle nous croyons qu'on n'a pas fait assez d'attention, est l'influence de la matière fibreuse sur la formation du caillot; il semble cependant que la propriété du sang, de rester fluide, lorsque par le mouvement on en a séparé cette matière, devoit naturellement conduire à penser qu'elle contribuoit à opérer le rapprochement de la substance qui constitue le caillot. Mais quelle est la cause qui opère ce phénomène, si digne d'intéresser les observateurs? Sans vouloir prétendre avoir été assez heureux pour saisir la nature sur le fait, voici comment nous pensons que les choses s'exécutent.

Tant que le sang reste fluide & homogène, il peut être considéré comme étant encore doué du mouvement vital. La partie fibreuse qu'il contient, & qui se trouve disséminée dans toute la masse, jouit d'une sorte d'irritabilité; mais à mesure qu'elle s'éloigne du moment où le sang qui la contient est sorti des vaisseaux, elle perd de son mouvement; enfin, elle arrive à l'instant où le principe vital l'abandonne tout à fait; c'est alors qu'elle peut être considérée comme dans un état de mort, & c'est précisément alors que, conservant encore pendant quelques secondes le mouvement de la palpitation des chairs expirantes, elle se contracte sur elle-même, réunit, comme le feroit un rezeau, une partie de la matière qui l'environne; & que s'unissant à elle, elle la retient & lui communique cet état de gelée tremblante, dont les propriétés extérieures en ont toujours imposé sur sa véritable formation.

Nous avons d'abord cru avec des auteurs célèbres, même très-modernes, que la coagulation du sang hors des vaisseaux étoit due à la cessation de la chaleur naturelle, & nous nous étions déterminés d'autant plus volontiers à adopter cette opinion, que c'est principalement lorsque ce fluide est entièrement refroidi, que la totalité du sang est sous forme de caillot, comparable sous certains rapports avec la gelée des fruits. On en a conclu, d'après quelques propriétés de celle-ci, que le sang se prenoit & se figeoit à la faveur du refroidissement & du repos. Mais la lecture réfléchie de la dissertation d'Hewson, & la nécessité où nous nous sommes trouvés de fréquenter les boucheries pour nos expériences, ne nous permettent plus de douter que le sang, dans sa séparation & dans sa coagulation, ne suit nullement les lois du refroidissement, & que le repos & le mouvement sont les deux grands moyens pour opérer ou empêcher cette décomposition. L'auteur anglois, que nous citons, a fait d'autres recherches intéressantes ; il a, par exemple, examiné le sang à mesure qu'il coule en divers temps d'un animal qu'on saigne jusqu'à la mort, & a très-bien observé que celui qui sort immédiatement, après avoir ouvert la veine, exigeoit plus de temps pour se coaguler, que celui qu'il recevoit plus tard.

Cette observation est facile à vérifier dans une boucherie ; le premier jet du sang d'un bœuf qu'on égorge est très-fluide ; mais à mesure que les vaisseaux perdent de leur ressort, que l'action organique s'affoiblit, & que la vie s'échappe, le sang acquiert plus de consistance, & sort pour ainsi dire coagulé, c'est-à-dire mort, lorsque l'animal expire. Si c'étoit à la perte du calorique que fût due la coagulation, comment expliquer ce qui se passe dans ces cavités, où le sang épanché se trouve tout coagulé, & où la chaleur est infiniment considérable ? Mais quelle que soit la température, la coagulation s'exécute dans le même espace de temps, si le mouvement & l'action des sels ne viennent tout-à-coup diviser, détruire l'irritabilité vitale de la matière fibreuse, & la tuer ; le sang alors n'offre plus qu'un liquide, qu'aucun moyen connu ne sauroit rappeler à l'état de caillot.

Dans les animaux dont le sang renferme une plus grande quantité de matière fibreuse, le rapprochement de cette matière se fait d'une manière uniforme & régulière ; c'est ce qu'on remarque dans le sang de bœuf, dont le caillot ne se divise très-bien que dans certains sens, & toujours sous forme de lames. Si on sépare une ou plusieurs tranches d'un caillot de cette espèce, on peut, en les lavant dans l'eau, parvenir à séparer la totalité de la matière soluble, tandis que la partie fibreuse décolorée restera seule en présentant une sorte de tissu très-délié.

Après avoir présenté nos idées sur la formation du caillot, nous allons passer à l'examen de la matière colorante.

Pour l'obtenir, nous avons renfermé dans un sac de toile serrée, du caillot nouvellement formé ; il a été lavé dans de l'eau distillée, jusqu'à ce que la matière fibreuse fût complètement séparée. L'eau des lavages a été chauffée ensuite au bain-marie ; bientôt on a vu une matière épaisse d'un rouge très-foncé, venir nager dans le fluide qui, auparavant, la tenoit dissoute ; on l'a séparée par le moyen du filtre, & exposée à l'action d'une forte presse, pour la priver de toute son humidité; elle n'avoit plus alors de continuité, mais elle s'écrasoit aisément sous les doigts, & se réduisoit en poudre; dans cet état, elle n'avoit ni odeur, ni saveur sensible; en l'exposant à l'air, ou à une douce chaleur, elle est devenue d'une couleur noire très-décidée.

L'esprit-de-vin, mis en digestion sur cette matière, ne se colore pas sensiblement: tous les acides affoiblis avec l'eau n'ont pas d'action sur elle; mais lorsqu'ils sont concentrés, ils la décomposent & la réduisent en une sorte de charbon; cet effet se manifeste beaucoup plus énergiquement, si on a recours à la chaleur.

L'æther vitriolique prend d'abord une teinte rougeâtre avec cette matière; mais il la laisse bientôt se précipiter, & ne conserve plus qu'une légère couleur jaunâtre, qui elle-même disparoît assez promptement.

Il en est de même de l'huile grasse bouillie un moment sur cette matière.

Les alkalis fixes & volatils ont aussi peu d'action sur elle, mais la dissolution s'opère sensiblement quand ces alkalis sont caustiques & aidés par la chaleur.

Si on distille cette même matière à la cornue, on en obtient des produits semblables à ceux que fournissent le sérum, la matière fibreuse & le sang entier, lorsqu'ils sont soumis à cette opération.

D'après ce qui vient d'être exposé, on voit que cette matière, que le feu a coagulée, n'est, à proprement parler, que l'albumen du sérum combiné avec la partie colorante.

En effet, on conçoit facilement que la matière albumineuse doit faire partie de sa composition, puisque c'est au milieu d'un fluide rempli d'albumen, que le caillot se forme, & que celui-ci, divisé & mis à égoutter dans une passoire, donne un sérum égal pour les propriétés chimiques à celui qui a été d'abord séparé lors de la formation du caillot; sans doute que, pour en avoir la preuve, il auroit fallu pouvoir isoler l'albumen de la substance teignante qui le colore en rouge; mais les expériences faites dans cette vue n'ont pas eu le succès qu'on attendoit.

L'insuffisance des moyens chimiques à cet égard nous avoit d'abord fait soupçonner que le corps qui lui étoit ajouté, d'où résultoit sa couleur, pouvoit bien lui-même n'être pas coloré, & que la rougeur du sang n'étoit produite qu'à l'instant de la combinaison de ce corps avec la substance du caillot; dans ce cas, il nous paroissoit qu'il pouvoit bien en être de la couleur de ce fluide, comme de celle de beaucoup d'autres corps, dont la couleur ne dépend nullement d'une matière colorée qui s'est unie à eux & qui les a teints, mais de la combinaison d'un principe particulier avec leur base: tels sont le précipité rouge, le minium, le précipité perse. Lorsqu'on vient à rompre cette combinaison par un moyen quelconque, aussitôt la couleur disparoît, sans pour cela qu'on puisse dire, que l'agent employé pour opérer la décomposition, se soit emparé du principe colorant. Ainsi, par exemple, si pour faire du minium & du précipité perse, il faut le concours du plomb & du mercure avec l'oxigène; certainement, lorsqu'on décolore ces deux corps, n'importe par quel agent, on ne peut pas dire qu'ils ayent perdu leur matière colorante, puisque l'oxigène seul ne peut pas produire la couleur rouge du précipité perse & du minium sans le concours du plomb & du mercure. Or, si ces deux substances métalliques sont séparément aussi nécessaires que l'oxigène, pour donner l'existence à la couleur rouge, ils ne sont donc pas plus principe colorant l'un que l'autre.

Cette idée sur la coloration du sang, que nous avions d'abord adoptée, fut bientôt abandonnée, lorsqu'en consultant les opinions de différens auteurs, nous vîmes que celle qui en attribuoit la cause au fer que ce fluide contient, avoit beaucoup de partisans, sur-tout depuis qu'il est prouvé que le fer, introduit dans le systême animal par le moyen des médicamens, exaltoit singulièrement la couleur du sang, & la lui restituoit même lorsqu'il l'avoit perdue.

Il eût été encore à désirer que, par une suite d'expériences entreprises sur le sang, lorsqu'il sort des vaisseaux qui le contenoient dans l'animal, & quelque temps après qu'il est sorti, on eût pu confirmer ce que les observations des médecins sembleroient avoir établi; mais il paroît qu'on s'est plus occupé de rechercher le fer dans le sang, que de déterminer précisément l'état où il se trouve dans ce fluide. Nous ne pouvons nous dispenser d'ajouter que les observations de *Menghini* & de *Galeati* n'ayent été à cet égard la source où sont venus puiser ceux qui ont voulu traiter la question sous ce point de vue.

Comme il ne manque rien à la démonstration du fer dans le sang, nous nous sommes bornés à une seule expérience, qui prouve que le concours du feu est absolument inutile pour en manifester la présence; il suffit de mêler au sang un peu de poudre de noix de galle : le mélange devient, en moins de deux fois vingt-quatre heures, d'un noir foncé. D'ailleurs, le sang exposé à un degré inférieur à celui de l'eau bouillante, se coagule, & le coagulum, mis à la presse & séché à l'air, donne au barreau aimanté des preuves non équivoques de l'existence du fer.

Mais en interrogeant les phénomènes chimiques, nous croyons avoir trouvé la solution du problême sur la coloration du sang : nous allons essayer de la présenter.

Puisque le fer existe dans le sang, il ne peut s'y trouver que dans l'état métallique, ou celui d'oxide, ou combiné avec un acide, & par conséquent dans l'état salin, ou bien, enfin, combiné avec un corps qui, sans être acide, est susceptible de former avec lui une union qui lui donne la propriété d'être soluble dans les fluides aqueux ; c'est d'après ce raisonnement que nous dirigeâmes nos recherches.

Nous reconnûmes bientôt que le fer n'existoit dans le sang, ni sous l'état métallique, ni sous celui d'oxide ; car si l'on pouvoit supposer qu'il se trouve dans l'un de ces deux états, il faudroit qu'il fût suspendu au moyen d'une division extrême ; mais alors, telles divisées que fussent ses molécules, on conçoit qu'il seroit facile de les rassembler ; il ne s'agiroit que d'étendre le sang avec de l'eau, & de le passer à travers un papier serré, ou bien de conserver la liqueur dans un endroit frais & tranquille ; les molécules du métal étant décidément plus pesantes, le liquide, qui d'abord les tenoit suspendues, finiroit par les déposer au fond du vaisseau. Lorsque nous avons eu recours à ces deux expédiens, nous n'avons trouvé le fer, ni sur le filtre, ni au fond du vase.

Les tentatives que nous avons faites ensuite pour reconnoître le sel martial, qu'on pouvoit soupçonner que le sang devoit contenir, ont été infructueuses, & nous nous sommes arrêtés, lorsque nous avons fait attention que l'alkali fixe, dont l'existence est si bien démontrée dans le sang, doit s'opposer à celle de cette substance saline que nous cherchions.

C'est en nous rappelant alors les différentes propriétés de l'alkali fixe, & sur-tout celle dont il jouit, de pouvoir dissoudre le fer lorsque ce métal est dans un état d'*appropriation*, que nous avons cru le reconnoître comme le véritable dissolvant du fer qui existe dans le sang, & la dissolution de ce métal ainsi opérée, comme étant le principe colorant de ce fluide : d'où il résulte, que les opérations qui ont eu lieu dans nos appareils sont exécutées dans le systême animal par des procédés vraisemblablement différens des nôtres, car la nature a pour ses travaux une manière d'agir particulière, & sur-tout une simplicité que l'art imite rarement.

Pour donner une explication de la dissolution du fer, telle qu'elle se trouve dans le sang, il nous paroît nécessaire d'exposer comment s'exécute une pareille dissolution, lorsque nous opérons dans nos vaisseaux. Si on présente à de l'acide nitrique étendu d'eau, une petite quantité de fer à la fois, on obtiendra une dissolution de ce métal ; dès qu'elle est parfaitement saturée, on peut y mêler de l'alkali fixe en excès, & sur le champ on verra la liqueur devenir d'une couleur rouge de sang très-foncée. L'acide nitrique, en dissolvant le fer, se décompose en grande partie ; le métal s'unit à l'oxigène, qui est un des principes de cet acide, & ce n'est qu'après qu'il en est bien saturé, que la portion d'acide non décomposée s'en empare & le dissout. L'alkali ajouté alors enlève à cet acide l'oxide de fer qui a été formé : & au lieu de le précipiter, il se combine avec lui ; c'est précisément au moment où s'opère cette combinaison, que la couleur rouge se manifeste.

La liqueur dont il s'agit contient deux combinaisons différentes : l'une est du nitre, & l'autre un composé formé par l'union de l'alkali fixe avec l'oxide de fer ; voilà donc de l'alkali fixe qui, en se combinant avec le fer, lui donne de la solubilité.

Il nous paroît qu'une combinaison semblable à la dernière se trouve dans le sang ; mais nous observerons que, pour l'opérer, la nature n'a pas besoin d'employer l'intermède de l'acide nitrique : il suffit qu'un autre acide, tel que l'acide phosphorique, que beaucoup de chimistes ont démontré exister dans le sang, ait pu dissoudre le fer : ou même sans admettre une dissolution préalable de ce métal dans un acide, il suffit que le fer dans le sang soit assez oxidé pour que l'alkali fixe qui se trouve dans ce fluide devienne capable de se combiner avec ce même métal (1). Or, on peut concevoir la possibilité de l'oxidation du fer dans le sang, lorsqu'on connoît la grande quantité d'oxigène qui se trouve introduit dans les poumons, par le moyen de la respiration.

Il n'est pas douteux non plus que la quantité de fer existante dans le sang ne soit suffisante pour que, en admettant sa dissolution opérée par l'alkali fixe, il en résulte une liqueur d'une belle couleur rouge. Nous en avons eu la preuve en dissolvant exprès, avec de l'alkali fixe, deux scrupules de fer, qui est la quantité qu'on a cru avoir trouvée dans une livre de sang ; la dissolution que nous avons alors obtenue étoit d'un beau rouge, & assez foncé pour colorer plus d'une livre d'eau. La masse du sang contenue dans le corps humain a été évaluée de différentes manières, selon les bases que l'on a

---

(1) Si, malgré nos recherches, nous n'avons pu établir d'une manière positive l'état où se trouve le fer dans le sang, nous croyons avoir été plus heureux à l'égard de l'alkali qui, dans ce fluide comme dans toutes les humeurs animales, nous paroît toujours caustique ; on doit même le considérer comme leur sel essentiel ; il les accompagne par-tout & devient, sur-tout dans le sang, le *medium junctionis* de l'albumen avec la sérosité. Peut-être sera-t-on surpris, qu'après avoir dit plus haut que l'alkali fixe étoit combiné, au moins en partie, avec l'albumen, nous lui donnions actuellement la propriété de dissoudre le fer ; mais si l'on veut seulement faire attention que la proportion de l'alkali fixe contenu dans le sang est plus considérable que celle de l'albumen & du fer que renferme aussi le sang, on sera bientôt disposé à croire à la possibilité de l'existence des deux combinaisons que nous admettons.

prifes pour fixer cette évaluation ; mais comme, d'après le calcul de beaucoup de phyfiologiftes, on eftime qu'un homme fain, de moyen âge, a befoin, pour exifter, de vingt-cinq livres de fang, il doit s'enfuivre, des expériences de *Menghini*, que dans cette proportion, il y a foixante-dix fcrupules, c'eft-à-dire, deux onces fept gros & un fcrupule de fer. Cette quantité, comme on voit, eft confidérable ; auffi, dit cet auteur, il ne faut pas défefpérer qu'il ne vienne à quelqu'un l'idée de faire fabriquer des cloux, des épées, & d'autres inftrumens de ce genre, avec le fer contenu dans le fang humain (1).

Maintenant, fi nous ajoutons à ce que nous venons d'expofer, que les alkalis fixes & le nitre mêlés au fang, augmentent fa couleur & la rendent plus durable, & que le même effet a lieu fur la diffolution du fer, opérée par l'alkali fixe dans l'expérience que nous avons citée, peut-être regardera-t-on notre opinion fur la diffolution du fer dans le fang, par l'alkali fixe, ainfi que la coloration de ce fluide, attribuée à cette même diffolution, comme n'étant pas tout-à-fait dénuée de vraifemblance.

Quelle que foit, au refte, l'opinion qu'on adopte fur la couleur du fang, il paroîtra toujours conftant que le caillot eft un corps compofé, & que la couleur rouge n'influe en rien fur fa formation; nous ajouterons auffi que l'oxigène joue un grand rôle dans fa coloration, puifqu'il eft démontré que, quand on met le fang en contact avec ce fluide aériforme, la couleur rouge augmente fenfiblement.

C'eft fans doute au changement que le fang éprouve par l'action de la chaleur qui rapproche les parties conftituantes de ce fluide, lorfqu'on le deffèche, que font dues la difparition de fa couleur rouge, & fa converfion en un noir très-foncé. Le fer alors, privé de l'alkali qui le diffolvoit, & d'une partie de l'oxigène qui le conftitue oxide, change d'état ; auffi, lorfqu'on le fépare avec l'aimant, fe préfente-t-il coloré autrement que lorfqu'il étoit tenu en diffolution.

---

(1) « *Non defefperaverim poffe ex humero etiam fanguine & clavos, » & enfes, & fermenta omni genus cudi poffe* » (*Menghini*).

Comme le fer eft le fymbole de la force, la totalité de ce que le fang d'un homme en contient offriroit un grand degré d'intérêt aux ames fenfibles, fi on l'employoit à éternifer la mémoire de fes talens & de fes vertus. *Becker* avoit eu une pareille idée, en recommandant à l'amitié le foin de vitrifier fes os ; mais les reftes précieux de l'humanité feroient trop fragiles, réduits fous cette forme. Le fer deviendroit un monument plus durable de l'exiftence ; on pourroit en frapper une médaille fur laquelle feroit gravée l'effigie de celui auquel il auroit appartenu. De quels fentimens de vénération feroient pénétrés les parens, les amis, les citoyens, à la vue d'une pareille relique !

Toutes les expériences que nous venons d'exposer, faites, ainsi que nous l'avons annoncé au commencement de ce mémoire, sur le sang de bœuf, ont été répétées sur le sang de plusieurs autres animaux domestiques, tels que le cheval, le mouton, le veau, l'agneau & le cochon ; ce fluide a offert les mêmes produits : il nous a paru seulement que la manière d'être de ces produits présentoit des différences assez sensibles ; par exemple, le sang du veau & de l'agneau a toujours fourni une matière fibreuse, dont la texture étoit molle, comparativement à celle du bœuf & du mouton. Le sérum a aussi produit une matière albumineuse qui, par la chaleur, ne prenoit pas un degré de concrétion considérable.

En général, nous avons cru appercevoir que l'état de santé & de vigueur des animaux influoit spécialement sur l'albumen, car il nous est arrivé plusieurs fois, en examinant le sang des animaux malades, & le comparant à celui des individus de la même espèce, bien portans, d'avoir reconnu dans cette matière des différences marquées.

En récapitulant les différentes substances que le sang renferme en général, nous sommes autorisés à penser qu'elles ne sauroient provenir immédiatement des alimens dont l'animal a été nourri, puisque, malgré leur variété infinie, ce fluide, quelle qu'en soit l'origine, fournit constamment dans l'analyse les mêmes principes ; ils paroissent même si nécessaires à sa composition, qu'il ne pourroit exister sans leur concours ; il faut donc que la nature ait confié leur fabrication à des machines ouvrières qui, dans ce travail perpétuel, remplissent une des principales fonctions de la vie. Ainsi, nous voyons la structure de chaque individu végétal, agir à-peu-près de la même manière sans l'influence directe du sol qui lui a servi de berceau & d'appui.

En effet, on sait maintenant qu'un même carré de terre, parfaitement lessivée, & arrosée de temps à autre avec de l'eau distillée, conserve aux plantes qu'on y a ensemencées, leurs caractères spécifiques & indélébiles, c'est-à-dire, aux plantes amères leur amertume ; aux sucrées, leur douceur ; aux aigrelettes, leur acide ; aux aromatiques, leur parfum ; aux vénéneuses, leur qualité *délétère*. On ne doute pas non plus que ces caractères inhérens des plantes, sont d'autant mieux prononcés, que le sol réunit de moyens physiques & mécaniques pour les opérer, que la proportion des parties dont ils dépendent varie à raison des agens qui ont concouru à leur développement, & du moule qui les a reçus, élaborés, assimilés, appropriés, pour créer enfin ces ordres de combinaisons nuancées à l'infini par leurs formes, par leurs propriétés, & connues sous la dénomination générique d'huile, de sel & de mucilage.

Or, quand bien même ces combinaisons existeroient déjà toutes formées dans le sol, il n'y auroit tout au plus que leurs élémens constitutifs qui agiroient dans l'acte de la végétation, puisque l'air & l'eau ne s'introduisent dans la texture des plantes qu'après avoir subi également des changemens dans leur composition. C'est donc en vain qu'on s'est donné tant de tourmens à chercher ces combinaisons dans les terres, dans les engrais & dans l'atmosphère, pour expliquer la cause de leur existence dans les plantes.

Il en est de même des alimens & des boissons qui servent à l'entretien & à l'existence des êtres animés, lorsqu'on a voulu rendre raison de la transformation de leurs parties en chyle & en sang, sans changer de nature. Il faut nécessairement, avant de subir cette transformation, qu'elles passent par tous les périodes de la décomposition, & que les matériaux gazeux qui en résultent subissent l'appropriation dans l'organe qui doit les *corporiser* & former ces principes secondaires dans des proportions analogues à la constitution physique habituelle ou viciée par quelques altérations morbifiques. Combien d'observations, en effet, qui prouvent que l'organisation fabrique tout-à-coup du fer, de la soude & d'autres sels, dont les sécrétions sont surchargées, au point qu'on a vu des individus rendre du fer par les urines, expectorer la soude & transpirer des sels moyens !

Il paroît donc inutile de s'occuper désormais à chercher dans les alimens & dans les boissons, celles de leurs parties qui doivent servir à former du sang, de la lymphe, de la bile, &c., comme aussi de mettre son esprit à la torture pour expliquer par quelle voie s'insinuent dans les vaisseaux les plus déliés de nos corps, les principes grossiers en apparence, qui entrent dans leur composition, & comment ils pénètrent dans le torrent de la circulation. Toutes ces substances, après avoir éprouvé l'action de l'estomac & des intestins, fermentent, se décomposent, & remplissent la région animale de fluides aériformes, pour donner naissance à des matières analogues, ou du moins, qui conservent le cachet de leur première existence, avec des modifications particulières à chaque espèce d'individu (1).

Il y auroit beaucoup d'autres considérations à offrir sur la formation & le changement des substances qui entrent dans la composition des humeurs animales ; mais nous n'osons pénétrer dans la profondeur de cette question. Il suffit d'avoir exposé ce que le sang présente constamment dans l'état de santé : voyons maintenant quelles sont les lumières que l'analyse chimique peut fournir sur les altérations morbifiques que ce fluide éprouve dans les cas désignés par le programme de la société, & si ces altérations portent avec elles un

(1) Les différentes matières mêlées avec le sang, pour juger ensuite les effets qu'elles produisent intérieurement sur ce fluide, ne sauroient fournir aucunes vues pour faire voir jusqu'à quel point & dans quel cas il seroit possible de les administrer, avec l'espoir de quelques succès. Les expériences

caractère assez distinctif pour que l'art de guérir puisse en tirer des conséquences pratiques.

TROISIEME PARTIE.

Déterminer, d'après des découvertes modernes chimiques, & par des expériences exactes, quelle est la nature des altérations que le sang éprouve dans les maladies inflammatoires, dans les maladies fébriles-putrides, & dans le scorbut.

L'objet principal de ce mémoire étant d'acquérir des connoissances sur le sang humain, il est inutile de dire que nous avons d'abord examiné ce fluide de la même manière que celui des animaux, & nous avons eu soin aussi de nous le procurer de sujets sains, des deux sexes, parfaitement bien constitués, de différens âges & tempéramens. Ce travail, en quelque sorte préliminaire, étoit indispensable pour avoir des points de comparaison auxquels il fût possible de rapporter les produits du sang des malades, que nous avions à analyser.

Nous n'entrerons pas dans de longs détails sur cet examen : il nous suffit d'annoncer que le sang d'un jeune homme a, en général, une couleur plus vive que celui d'un sujet de moyen âge, que l'albumen contenu dans le sérum n'acquiert pas autant de fermeté, que le caillot a moins de consistance, & que la matière fibreuse n'est pas aussi abondante ; quant aux autres produits, ils nous ont paru semblables à ceux fournis par le sang des animaux dont il a été traité dans la deuxième partie.

Il est encore utile d'observer que nous nous sommes abstenus, dans la comparaison que nous avons faite du sang de différens sujets,

---

de ce genre ont eu moins pour objet d'en faire une application immédiate à la médecine, que de déterminer de plus en plus les propriétés chimiques du sang. Quand bien même on supposeroit que les alimens & les boissons contiendroient les élémens du sang, ils ne peuvent passer ainsi en substance dans le sang déjà formé. Ce seroit donc à tort qu'on se flatteroit, en administrant comme médicament, la bile & le sang, de suppléer à leur défaut, puisqu'auparavant de restituer à l'un ou à l'autre ce qui leur manqueroit, ils se décomposeroient. Enfin, cette fameuse question, qui a tant excité de disputes dans la médecine, savoir si le sang est acide ou alkali, n'auroit pas eu lieu, si on eût réfléchi qu'il en est peut-être de la manière d'être des principes dans le sang en circulation, comme de certaines eaux minérales, qui charient, dans les entrailles de la terre, des matières à côté les unes des autres, malgré la tendance à se combiner, & dont l'union n'a lieu qu'au moment où elles ont communication avec l'air libre.

de tenir compte de la quantité respective des produits, l'expérience nous ayant appris que les inductions qu'on voudroit tirer, d'après ces calculs, seroient toujours fautives, & que ce ne seroit tout au plus que les parties constituantes du sang de deux individus seulement, dont nous pourrions ainsi offrir le poids comparatif : encore, la précision n'existeroit-elle plus le lendemain, puisque le même sang, examiné de la même manière, seroit déjà susceptible de variations.

Au reste, il suffit de faire attention à la multitude de causes qui influent sur la préparation des humeurs animales, & à la diversité incalculable des nuances dans les tempéramens, pour concevoir le peu de cas qu'on peut faire des analyses animales comparatives, fondées absolument sur le calcul du poids des produits. C'est d'après cet apperçu général, que nous avons préféré porter toutes nos vues sur le véritable état des parties constituantes essentielles du sang.

Du sang de sujets affectés de maladies inflammatoires.

Un jeune homme, âgé de vingt-six à vingt-sept ans, fort & vigoureux, fut tout-à-coup saisi d'un point de côté, accompagné de fièvre, d'oppression, & d'un crachement de sang ; le médecin appelé ayant jugé que la maladie étoit de l'espèce de celle qu'on nomme inflammatoire, ordonna la saignée ; nous recueillîmes le sang des deux premières saignées, & c'est de ce sang dont il sera question dans cet article.

Au sortir de la veine, le sang avoit une belle couleur rouge ; le caillot s'est manifesté assez promptement, & avec le temps, il s'est séparé du sérum ; on a vu aussi la surface du caillot se recouvrir d'une couenne blanche assez solide, de l'epaisseur d'un écu de six livres. Lorsqu'on a jugé qu'elle avoit acquis toute son épaisseur, on l'a séparée de la substance du caillot qu'elle recouvroit ; cette substance étoit moins consistante que celle que produit le sang ordinaire ; elle ressembloit assez bien à de la gelée de groseilles rouges, qui n'est pas suffisamment cuite ; l'eau la dissolvoit aisément, & on voyoit en même-temps quelques molécules fibreuses sous la forme de pellicules extrêmement minces & légères, qui restoient au fond du vaisseau, mais bientôt s'élevoient, pour peu qu'on agitât la liqueur.

Une partie de cette substance du caillot, remfermé dans un nouet, & comprimé à diverses reprises dans de l'eau, s'est dissoute, & a laissé dans le nouet la matière fibreuse, en filamens semblables à celle qu'on obtient du sang d'un homme en santé, lorsqu'on a recours au même procédé.

L'eau des lotions a été exposée ensuite à un degré de chaleur capable de la faire bouillir ; par ce moyen, on en a séparé une matière épaisse, colorée en rouge, dont les propriétés physiques n'ont pas paru différer de celles de la même matière, extraite du sang de sujets bien portans; soumise ensuite aux mêmes expériences que cette dernière substance, elle a donné des résultats semblables.

La couenne qui recouvroit la substance du caillot ayant été lavée avec de l'eau distillée, est devenue parfaitement blanche; elle a conservé sa consistance & son épaisseur; sa pesanteur spécifique nous a paru moindre que celle de l'eau dans laquelle on la lavoit, puisqu'elle flottoit dans ce fluide; cette matière, après avoir été ressuyée sur du papier gris, avoit de la souplesse & de l'élasticité; elle formoit une substance homogène à demi-transparente, qu'on pouvoit déchirer sans qu'elle présentât des fibres. Pour donner une idée de sa manière d'être, on ne peut mieux la comparer qu'à un morceau de peau blanche qui a séjourné pendant quelque temps dans l'eau.

L'eau froide ne paroît pas avoir d'action sur la couenne; mais si on la met en digestion dans l'eau bouillante, elle se racornit & se cuit comme de la chair.

Les acides très-étendus agissent bien peu sur elle; mais les acides végétaux, & principalement le vinaigre, la dissolvent complètement, & ces dissolutions peuvent être décomposées par l'alkali fixe.

Les alkalis fixes & volatils caustiques, mis en digestion sur la couenne, en opèrent la dissolution, tandis que les alkalis non caustiques n'apportent presqu'aucun changement à sa texture & à sa consistance.

Enfin, cette même matière, exposée dans un endroit humide, se putréfie assez promptement, peu à peu elle perd sa consistance, & finit par se convertir en une espece de matière puriforme si infecte, qu'il est difficile d'en soutenir l'odeur.

On a remarqué qu'on pouvoit retarder les progrès de la putréfaction de cette substance, en la conservant dans une eau marinée, & mieux encore dans une eau nitrée.

La dessication de la couenne se fait promptement lorsqu'on diminue les points de contact du corps sur lequel elle est appuyée; on y parvient aisément, en l'étendant sur l'orifice d'un bocal à large ouverture; en moins de vingt-quatre heures, elle perd toute son humidité, & se trouve réduite à une feuille très-mince à demi-transparente & semblable à un morceau de vessie.

Cette substance, avant & après sa dessication, soumise à différentes épreuves, a donné les mêmes produits que la matière fibreuse.

Le serum qui, comme nous l'avons dit, s'est séparé en même-temps que le caillot, étoit transparent & citrin; sa saveur annonçoit qu'il contenoit de l'alkali fixe; aussi, verdissoit-il le sirop violat.

L'eau bouillante, versée sur ce sérum, n'opère pas la coagulation de l'albumen, mais le mélange prend une couleur laiteuse semblable à une dissolution de savon dans l'eau.

Exposé à la chaleur du bain-marie, il a perdu sa fluidité, & s'est converti en une matière blanche, épaisse comme du blanc d'œuf durci, sans en avoir cependant tout-à-fait la consistance & la continuité; il sembloit qu'il y avoit entre ses parties une petite quantité de fluide qui s'opposoit à leur réunion.

Cette matière contenoit du soufre, car lorsqu'on l'a fait chauffer un peu fortement dans un vaisseau d'argent, elle y a laissé une empreinte noire, comme cela est arrivé par une même expérience avec du sang de bœuf.

Si on mêle de l'alkali fixe caustique avec du sérum, le mélange ne peut plus être coagulé par la chaleur, il reste constamment fluide; mais en ajoutant au mélange du vinaigre distillé, la liqueur se trouble, & on voit se séparer une substance floconneuse, qui vient nager à la surface; en même-temps il se dégage une odeur de gaz hydrogène sulfuré très-sensible.

Les acides ne troublent pas non plus la transparence du sérum, lorsqu'ils sont étendus; mais concentrés, ils le coagulent. L'acide sulfurique, sur-tout, produit cet effet d'une manière très-marquée.

L'esprit-de-vin agit sur ce fluide; à peine ces deux liquides sont-ils en contact, que le mélange se trouble & devient laiteux.

Enfin, si on distille à feu nu du sérum, on obtient du flegme, de l'huile, de l'ammoniac fluide, de l'ammoniac concret, de l'huile, d'abord légère, & ensuite épaisse. Vers la fin de la distillation, la matière se tuméfie; & lorsque l'opération est tout-à-fait terminée, on trouve au fond de la retorte un charbon léger, dont on a retiré d'abord du fer par le barreau aimanté, & ensuite par la lixiviation & l'évaporation spontanée, de la soude & du muriate de soude.

Parmi les différens produits que nous a présentés l'analyse du sang dont nous venons de rendre compte, il en est plusieurs qui méritent quelques observations, parce qu'ils offrent des caractères qu'on ne trouve pas dans le sang ordinaire; tels sont, 1°. la matière couenneuse; 2°. l'état de mollesse du caillot que recouvre la couenne; 3°. le défaut de continuité qu'a l'albumen séparé du sérum par le moyen de la chaleur; 4°. l'impossibilité de concréter l'albumen, lorsqu'on verse de l'eau bouillante sur le sérum; & enfin, la couleur laiteuse que prend le mélange.

Entre tous ces produits, la partie couenneuse est un de ceux qui semble avoir fixé principalement l'attention des auteurs qui ont parlé du sang. L'observation ayant appris qu'elle ne se manifestoit que dans certaines circonstances, on est convenu de regarder sa présence comme un indice de telle ou telle autre maladie; mais il s'en faut beaucoup qu'on soit également d'accord sur sa nature, sur sa composition & ses propriétés. Les uns, avec *Malpighi* & *Haller*, l'ont considérée comme formée par l'épaississement de la matière

matière chyleuſe & nutritive du ſang ; les autres, avec *Sydenham*, penſent qu'elle doit ſon origine à la partie lymphatique & fibreuſe de ce fluide ; quelques-uns adoptant le ſentiment de *Bordeu* & de *Robert*, regardent la couenne comme étant produite par une ſorte de mucilage dont le ſang abonde ; pluſieurs croient que les matières gelatineuſe & fibreuſe réunies, contribuent à ſa formation, & que les différentes proportions de ces deux matières influent ſur ſa couleur & ſa plus ou moins grande denſité. *Queſnay* & *de Sauvages* ne doutent pas que la couenne ne ſoit du pus déjà fait ou prêt à ſe faire. *Gabert*, qui d'abord avoit adopté cette opinion, l'a enſuite abandonnée, & a fini par croire que la couenne eſt un des réſultats de la matière albumineuſe qui ſe ſépare du ſérum.

Cette diverſité d'opinions auroit pu nous embarraſſer ſur le choix de celle qui mérite la préférence, ſi les expériences dont nous avons parlé plus haut ne nous avoient démontré l'analogie parfaite qui exiſte entre cette ſubſtance & la matière fibreuſe ; mais il nous reſtoit encore à découvrir la manière dont s'opéroit ſa ſéparation : voici ce que nous avons fait pour y parvenir.

Dans un vaiſſeau de faïence, on a reçu du ſang dans lequel on ſoupçonnoit que la couenne devoit ſe former ; nous examinâmes avec ſoin ce qui alloit ſe paſſer. A meſure que le ſang s'approchoit de la coagulation, nous vîmes ſe former à ſa ſurface les premiers linéamens de la couenne ; par le moyen d'une aiguille, nous parvînmes à en ſéparer quelques-uns qui ſe préſentoient ſous la forme de filets plus ou moins longs, ayant une ſorte de conſiſtance & une élaſticité ſemblable à celle des filets fibreux. Nous crûmes d'abord qu'il nous ſeroit poſſible d'opérer une ſemblable ſéparation, à meſure que la couenne ſe manifeſteroit ; mais le caillot s'étant formé tout-à-coup, ſa ſurface ſe recouvrit d'une pellicule qui, en très-peu de temps, devint épaiſſe, & nous ôta l'eſpoir de continuer l'expérience, qui, ſi elle eût été pouſſée juſqu'au bout, nous auroit montré le caillot dépourvu entièrement de ſa couenne, & conduits à la théorie de la formation de la ſubſtance couenneuſe ; au reſte, nous allons expoſer notre opinion ſur ce qui ſe paſſe dans cette circonſtance.

D'abord, en admettant que la couenne doit ſon origine à la matière fibreuſe, comme on ne peut le révoquer en doute, puiſqu'elle jouit de toutes les propriétés qui appartiennent à cette matière, il eſt vraiſemblable que ſa formation ne peut avoir lieu que parce que les molécules de la matière fibreuſe, diſſoutes dans le ſang, tant qu'elles ſont douées du mouvement vital, perdent leur ſolubilité à meſure que le ſang ſe coagule ; enſuite, à raiſon de leur peſanteur ſpécifique, moindre que celle de leur diſſolvant, elles s'élèvent à la ſurface où, en ſe réuniſſant, elles donnent naiſſance au corps ſolide, vulgairement appelé *Couenne*. Ce qui ſemble juſtifier cette explication, c'est la facilité de s'opposer à la formation de la couenne, en séparant la matière fibreuse par le moyen de l'agitation; les molécules de la matière fibreuse n'étant plus alors rassemblées spontanément, doivent nécessairement se présenter sous une autre forme; aussi, au lieu d'une substance homogène ayant de la continuité & présentant une sorte de tissu, n'obtient-on plus que des filamens oblongs & élastiques, semblables en tout point à la matière fibreuse.

La densité naturelle du sang qui fournit la couenne facilite sans doute la séparation de la matière fibreuse, & la met dans un état favorable pour se rassembler comme nous la voyons, puisque, quand on diminue cette densité, en délayant le sang dans l'eau, on n'apperçoit plus de couenne, ou s'il s'en forme, elle n'a plus la même consistance que celle qui se présente sur le sang tel qu'il sort de la veine.

Pour opérer la formation de la couenne, il est donc nécessaire que le sang jouisse encore d'une fluidité déterminée, au-delà & en-deçà de laquelle la matière fibreuse ne peut plus se séparer; mais comme cette fluidité diminue naturellement à mesure que le sang perd de son principe vital, il n'est pas étonnant qu'il reste toujours une certaine quantité de matière fibreuse confondue avec la substance du caillot, qu'il est possible de retrouver en lavant ce caillot dans de l'eau.

La séparation de la matière fibreuse employée à former la couenne, peut encore être regardée comme la cause de la mollesse que nous avons dit être naturelle à la substance du caillot. En effet, si, comme nous l'avons démontré ailleurs, le caillot ne doit sa consistance qu'à la présence d'une certaine quantité de matière fibreuse, moins la quantité de cette matière sera considérable, & moins aussi le caillot aura de la consistance; par la même raison, il doit être infiniment plus soluble dans l'eau que celui qui est pourvu de toute sa matière fibreuse.

Enfin, il paroît vraisemblable que la matière fibreuse, pour jouir de la propriété qu'elle a de se séparer pour former la couenne, a éprouvé, par l'acte de la maladie, une altération quelconque, insensible pour le chimiste, mais bien sensible par ses effets dans l'économie animale, lorsque le sang circule dans les vaisseaux destinés à le recevoir.

Au reste, la matière fibreuse n'est pas la seule partie constituante du sang sur laquelle la maladie semble avoir exercé son action; on remarque encore ses effets d'une manière très-sensible dans l'albumen; aussi, avons-nous vu qu'elle se concrétoit difficilement par la chaleur, & qu'une fois séparée, elle n'avoit jamais cette consistance & cette continuité qui appartient à cette matière, lorsqu'elle est séparée, par le même moyen, du sérum du sang d'un sujet en santé (1).

Avant de finir cet article, nous observerons, qu'ayant examiné le sang de plusieurs sujets affectés de maladies inflammatoires, nous avons souvent observé des différences bien sensibles dans les résultats. Quelquefois la partie couenneuse étoit très-épaisse, quelquefois aussi elle étoit fort mince; souvent la partie séreuse se séparoit du caillot en abondance, tandis que dans d'autres circonstances, cette séparation étoit plus difficile & moins abondante. Nous avons encore remarqué des nuances dans la couleur du sang de divers malades. Enfin, nous avons acquis la preuve la plus complète de l'impossibilité de trouver deux fois deux sangs parfaitement semblables; ce qui est facile à concevoir, si, comme nous l'avons déjà dit, on veut réfléchir un instant à la diversité des accidens qui, indépendamment des tempéramens propres à chaque individu, accompagnent les maladies inflammatoires, & ont une influence plus ou moins marquée, non-seulement sur le sang, mais même encore sur les autres fluides qui constituent le système animal.

Du sang de sujets affectés de scorbut.

Dans le nombre des espèces de sang dont l'examen est proposé, aucun n'est plus difficile à obtenir que celui des sujets scorbutiques; on sait en effet que rarement on a recours à la saignée pour le traitement de cette maladie, à moins qu'il n'y ait pléthore. Il a donc fallu attendre des circonstances favorables pour nous procurer le sang dont il s'agit.

Trois sujets malades, dont deux âgés de vingt-neuf à trente ans, & le troisième de quarante-sept ans, nous ont fourni le sang sur lequel nous avons fait nos expériences; ils avoient tous trois les symptômes caractéristiques du scorbut, & le médecin ne s'est déterminé à leur faire tirer du sang que par la raison que des accidens particuliers sembloient rendre la saignée nécessaire.

Le premier, par exemple, éprouvoit une douleur au côté, qui n'avoit pas cédé à l'usage des remèdes en pareil cas; mais pour

(1) L'albumen joue un rôle plus important qu'on ne le croit dans tous les désordres de l'économie animale; sa disposition singulière à passer à l'état concret nous le fait regarder comme l'eau pétrifiante des anciens : en lui, nous voyons la coque de l'œuf, les dépôts lamelleux, les congestions & les incrustations, les calculs de toute espèce, le plâtre des goutteux; enfin, la charpente osseuse. Qui sait si la soude qui l'accompagne toujours, augmentant tout-à coup dans ses proportions, n'a pas une grande part aussi à ces produits? Sa vive action sur les os nous fait penser encore que leur ramollissement & leur dissolution sont plutôt son ouvrage que celui des acides auxquels on a assez généralement attribué ces accidens terribles.

le second, & sur-tout le troisième, l'indication qui nécessitoit le besoin de la saignée étoit une pléthore générale qui faisoit craindre une hémorragie.

Le sang du premier avoit une couleur rouge peu éclatante, & la coagulation a eu lieu très-promptement. En inclinant le vaisseau, on parvint à obtenir le sérum, qui étoit légérement citrin & transparent; la quantité ne nous a pas paru plus considérable que celle du sang d'un malade attaqué d'une maladie inflammatoire; sa saveur étoit alkaline, il verdissoit promptement le sirop violat, se mêloit aux acides sans effervescence & sans perdre de sa transparence; cependant, les acides concentrés le coaguloient; l'esprit-de-vin, l'éther, & généralement toutes les liqueurs spiritueuses déflegmées, mettoient aussi en évidence une matière blanchâtre, qui se précipitoit promptement au fond du vaisseau; les alkalis augmentoient sa fluidité.

Exposé à une chaleur égale à celle de l'eau bouillante, ce sérum se coaguloit, mais le coagulum n'étoit pas aussi ferme que celui du sérum d'un sujet bien portant. En exprimant légérement ce coagulum, on obtenoit une liqueur limpide & sans couleur, qui ne verdissoit pas le sirop violat. La matière restée dans le linge avoit toutes les propriétés de l'albumen des espèces de sang précédemment examinées.

Le caillot du sang, quelque temps après sa formation, a perdu une partie de son volume, mais en même-temps il a encore laissé découler une petite quantité de sérum.

La surface de ce caillot ne présentoit pas cette mousse d'un rouge vif & brillant qu'on remarque dans le sang ordinaire; mais elle étoit recouverte d'une pellicule si mince & si transparente, qu'elle n'empêchoit pas de pouvoir distinguer la substance du caillot qu'elle recouvroit; la ténuité de cette pellicule est cause qu'on n'a pu la séparer.

La consistance du caillot nous a paru être à-peu-près la même que celle du sang ordinaire. Par le moyen du lavage avec l'eau, nous avons séparé la matière fibreuse qu'il contenoit; elle étoit en aussi grande quantité, aussi ferme & élastique que celle retirée des autres sangs.

L'eau dans laquelle a été lavé le caillot est devenue transparente & très-colorée. Au moyen d'une chaleur capable de la faire bouillir, il s'est séparé une matière épaisse, & cette matière n'a rien présenté de plus extraordinaire que celle qui a été extraite des autres sangs.

Une certaine quantité de sang du même sujet a été agitée fortement au sortir de la veine, & a donné, par ce moyen, une matière fibreuse sous la forme de filamens extrêmement élastiques; le sang, après cette séparation, ne s'est plus coagulé; mêlé avec tous les réactifs employés dans les autres examens, il a présenté les mêmes résultats.

Le sang du second malade s'est séparé de même que le précédent; mais la pellicule qui recouvroit sa surface étoit blanchâtre

& un peu épaisse ; sa consistance n'étoit pas néanmoins bien forte, puisque la moindre pression suffisoit pour la déchirer. Les petites portions qui ont été enlevées après leurs lavages dans l'eau, étoient blanches & à demi-transparentes ; elles ressembloient parfaitement à celles qu'on a aussi obtenues en agitant pendant long-temps dans l'eau froide un morceau de caillot de ce sang ; mises sur les charbons ardens, elles se sont détruites, en répandant une odeur de corne brûlée ; le vinaigre & les alkalis caustiques en ont opéré la dissolution ; l'esprit-de-vin, au contraire, leur a donné de la solidité.

Quant au sérum, nous n'avons rien vu de particulier qui méritât d'être observé.

Le sang du troisième malade étoit décidément couenneux ; à la vérité, la couenne n'étoit pas aussi épaisse que celle des maladies inflammatoires, mais elle paroissoit plus ferme que la couenne du sang du second malade dont il a été question ; nous avons eu la facilité de la laver dans l'eau sans la déchirer ; par la lotion, elle est devenue très-mince, mais elle a conservé sa transparence ; d'ailleurs, elle s'est comportée avec l'eau bouillante, les alkalis, les acides végétaux & l'esprit-de-vin, comme la matière couenneuse ordinaire ; par la dessication, elle a été réduite à une feuille si friable, que le moindre attouchement la divisoit en plusieurs parties.

Nous avons remarqué que la substance du caillot que recouvroit cette couenne, avoit une sorte de mollesse qui permettoit à l'eau, dans laquelle nous en avions agité quelques morceaux, de les dissoudre aisément ; nous avons vu en même-temps des pellicules membraneuses se séparer & se rassembler au fond du vaisseau.

Ce caillot, renfermé dans un linge, & lavé avec de l'eau, a donné, après sa dissolution, des filamens fibreux très-élastiques.

Enfin, le sérum & la partie rouge, coagulés, nous ont paru les mêmes que ceux des deux premiers sangs, dont il a été question dans cette section.

Une observation que nous avons faite sur le sang des trois sujets scorbutiques, est qu'aucun d'eux, & aucun des produits n'avoient pas cette odeur particulière qu'on remarque au sang des personnes en santé ; cette différence du principe odorant du sang, & une disposition plus ou moins marquée à former la couenne, sont les seules différences essentielles que nous ayons vues dans le sang des trois scorbutiques.

Nous nous attendions, il faut l'avouer, à trouver des caractères beaucoup mieux prononcés, sur-tout d'après ce que plusieurs auteurs ont établi sur l'état habituel du sang des scorbutiques, qui, suivant eux, est toujours plus fluide que le sang ordinaire. Persuadés que les résultats que nous obtiendrions confirmeroient cette opinion, assez généralement adoptée, ce n'est pas sans surprise que nous avons acquis la preuve du contraire, & que nous avons vu qu'à peu de chose près, le sang du scorbutique jouissoit des propriétés appartenantes aux autres sangs, puisque, comme eux, il donne un caillot qui a de la consistance, & que la quantité de sérum qui s'en sépare ne paroît pas être plus considérable.

D'ailleurs, nous devons faire remarquer, à l'occasion de ce sérum, que sa séparation en plus ou moins grande quantité dans le sang des scorbutiques, ainsi que dans celui de beaucoup d'autres malades, dépend de plusieurs circonstances plus ou moins favorables, qui, faute de les connoître, induisent assez ordinairement en erreur ceux qui veulent tirer des conséquences seulement d'après ce qu'ils voient, en examinant le sang une fois coagulé.

Il est certain, par exemple, que dans quelques cas, le sang de la première palette semble plus séreux que celui de la seconde, & celui-ci plus que celui de la troisième. Dans d'autres cas, au contraire, c'est le sang de la troisième palette qui est plus séreux que celui de la première. Assurément, on seroit bien dans l'erreur, si on avançoit, d'après cette seule observation, que les différentes fractions du sang d'une même saignée sont plus ou moins séreuses; car il est facile de prouver que le sang de la troisième palette, quoiqu'ayant moins laissé séparer de sérum, n'étoit ni plus, ni moins séreux que celui de la première. En effet, qu'on retire le caillot de la palette où le sang paroît le moins séreux, on verra qu'il est plus volumineux que celui de la palette qui a fourni davantage de sérum; on appercevra même que sa consistance est moins forte, & en le divisant par morceaux, il laissera bientôt découler une quantité de sérum qu'il retenoit entre ses parties; si, ensuite, on répète la même expérience sur le caillot du sang de la palette qui, spontanément, aura donné plus de sérum, on verra que celui qui s'en séparera sera en moins grande quantité. Enfin, si on compare la quantité de sérum du sang d'une palette qui se sépare naturellement, & par la division du caillot, avec celle qui s'est aussi séparée par les mêmes moyens, du sang de la seconde palette, on ne trouvera pas des différences bien sensibles.

Cette expérience, que nous avons eu occasion de faire plusieurs fois, a fini par nous convaincre que toutes les inductions tirées d'après la quantité apparente du sérum du sang, étoient souvent fautives.

L'ouverture plus ou moins grande de la veine, la vîtesse plus ou moins considérable avec laquelle le sang s'échappe, l'affoiblissement plus ou moins marqué des malades, la forme des vases dans lesquels on reçoit le sang, le mouvement qu'on ne peut se dispenser de leur imprimer, sont les principales causes qui, suivant nous, hâtent ou retardent la formation du caillot, & font que quelquefois il retient beaucoup de sérum, tandis que dans d'autres il en laisse échapper une plus ou moins grande quantité.

Au reste, nous sommes éloignés de croire que, dans toutes les circonstances, le sang des malades soit également séreux ; mais ce qui n'est plus pour nous un doute, c'est l'erreur dans laquelle on a été jusqu'à ce jour, lorsqu'on a avancé que la fluidité du sang des scorbutiques étoit décidément plus marquée que celle du sang obtenu dans d'autres maladies.

On nous objectera peut-être que le sang que nous avons examiné, ayant été fourni par des sujets qui, indépendamment du scorbut, étoient affectés d'une autre maladie, & que cette maladie, portant aussi son influence sur le sang, a dû nécessairement nous montrer ce fluide autrement qu'on l'auroit vu, si la maladie dont il s'agit n'avoit pas existé. Nous pensons que le raisonnement suivant suffira pour détruire cette objection.

Puisque, d'après les auteurs, les symptômes du scorbut dépendent de l'état du sang, assurément, tant que ces symptômes se manifesteront, on pourra croire que le sang doit se présenter sous un état quelconque, qui attestera une altération produite par la maladie occasionnant ces mêmes symptômes. Or, comme les malades dont nous avons examiné le sang, outre l'indisposition qui avoit déterminé le médecin à les faire saigner, conservoient encore toutes les apparences qui indiquoient la présence du scorbut, & que même après la disparition de cette indisposition étrangère au scorbut, la maladie a continué à se manifester ; on peut en conclure que le sang de nos trois malades auroit dû se présenter avec plus de fluidité que le sang ordinaire, si une fluidité plus considérable, comme le disent les auteurs, appartient essentiellement au sang des scorbutiques.

Une des raisons qui a contribué à faire croire que le sang des scorbutiques étoit plus fluide que le sang ordinaire, c'est la facilité avec laquelle il s'échappe des vaisseaux.

Mais si on veut réfléchir un instant, on verra que ce qui arrive dans ce cas aux scorbutiques dépend moins de la fluidité de leur sang, que de l'état des vaisseaux dans lesquels il circule.

On sait en effet que, dans le scorbut, toute l'habitude du corps des malades est dans un état d'affaissement, de mollesse & de flaxidité qui doit faire présumer que les vaisseaux, ne pouvant résister aux moindres efforts, doivent facilement se déchirer & laisser découler la liqueur qui s'y trouve renfermée. C'est sans doute à la même cause que sont dus, non-seulement l'état sanguinolent presque continuel des gencives, mais même encore les hémorragies par le nez qu'éprouvent quelquefois les scorbutiques (1).

---

(1) La manière dont s'échappe le sang des scorbutiques dans beaucoup de circonstances, nous rappelle ce qui arrive aux vieillards lorsque, par précaution, on est obligé de les saigner ; leur sang coule lentement, & ne

Les taches bleues qu'on apperçoit ſur leurs jambes proviennent peut-être encore de la même cauſe. Les petits vaiſſeaux ſanguins, parſemés dans la partie muſculaire, venant à ſe déchirer, le ſang s'extravaſe ſous les tégumens; & en ſe coagulant, y forme des eſpèces d'échimoſes à-peu-près ſemblables à celles qui ſe manifeſtent à la ſuite d'une contuſion.

Les remèdes curatifs employés alors étant preſque toujours, ou ſalins, ou ſpiritueux, ou aromatiques, donnent plus de ton aux parties ſur leſquelles on les applique, & par conſéquent, doivent néceſſairement prévenir ou faire diſparoître ces ſortes d'accidens, ce qui pourroit faire dire avec aſſez de vraiſemblance, que, dans cette circonſtance comme dans beaucoup d'autres, la pratique a été plus heureuſe que la théorie.

Une obſervation faite ſur le ſang des ſcorbutiques, rendu par les voies urinaires, d'après laquelle il eſt conſtant que ce ſang ne forme pas de caillot, a pu faire croire, il eſt vrai, à la plus grande fluidité du ſang de ces malades; mais il ſuffit de ſavoir que l'urine, fluide très-aqueux, & qui contient de plus quantité de matières ſalines, doit, par ces deux raiſons, s'oppoſer à la production du coagulum; ce qui s'accorde parfaitement avec ce qui a été dit dans ce mémoire, lorſque nous avons rapporté les experiences d'*Hewſon*, ſur des mélanges des ſels avec le ſang.

Examen du ſang de ſujets affectés de maladies fébriles-putrides.

Les maladies fébriles-putrides ont pluſieurs caractères bien marqués qu'il eſt aiſé de ſaiſir; mais avant que le médecin puiſſe les recueillir, il ſe paſſe pluſieurs jours, pendant leſquels divers accidens ſe manifeſtent, ſe ſuccèdent, ſe croiſent, & laiſſent dans une ſorte

---

fait jamais l'arcade comme chez les jeunes gens; cet effet, ſans doute, doit être auſſi attribué à la flaxidité des vaiſſeaux, dont l'âge a détruit le reſſort; auſſi, obſerve-t-on dans bien des cas, que les vieillards finiſſent preſque toujours leur carrière par des maladies qui ont une ſorte d'analogie avec le ſcorbut.

C'eſt aux médecins qui liront ce mémoire à vérifier ſi notre obſervation eſt fondée, & s'aſſurer ſi ces principes délétères, qu'on s'eſt plu ſi long-temps à admettre dans le ſang, telles que, acrimonie, acidité & diſſolution, & autres expreſſions de cette eſpèce, peuvent ſervir de fondement à toutes ces théories admiſes dans les écoles, & qu'il eſt peut-être temps de faire diſparoître.

C'eſt encore aux médecins à s'aſſurer ſi, au lieu de ces remèdes relâchans ſur leſquels on inſiſte très-ſouvent, il ne ſeroit pas préférable de donner aux vieillards & aux ſcorbutiques des toniques, que l'on voit réuſſir ſans que la plûpart de ceux qui les preſcrivent se doutent du pourquoi.

Ces vues offrent un beau champ à la médecine clinique.

d'incertitude

d'incertitude qui empêche de prononcer ſur l'eſpèce de maladie qui doit ſe développer.

Cependant, depuis le moment que le malade commence à être affecté, juſqu'à celui où la maladie eſt connue, il arrive ſouvent que différentes indications déterminent le médecin à preſcrire la ſaignée; alors, le ſang qu'on obtient ne peut pas être regardé comme appartenant à une maladie fébrile-putride, puiſqu'en effet cette maladie n'eſt pas encore caractériſée.

Ce n'eſt donc que quand la maladie n'eſt plus équivoque, qu'on peut ſonger à examiner le ſang, pour y découvrir les altérations préſumées; mais malheureuſement encore à cette époque, il n'eſt pas rare de voir d'autres ſymptômes ſe montrer; & au lieu d'une maladie fébrile-putride, c'eſt une maladie compliquée.

Enfin, on ſait que, lorſque la maladie fébrile-putride eſt décidément reconnue, & que d'autres caractères étrangers à cette maladie ne viennent pas s'y joindre, le médecin alors ne fait plus ſaigner, mais qu'il a recours à des moyens curatifs, dont l'expérience lui a fait connoître les avantages.

Effrayés des difficultés qu'on rencontre pour obtenir du ſang dans les maladies qui ne ſont que fébriles-putrides, plus d'une fois nous avons été tentés d'abandonner un travail auquel nous nous étions d'abord livrés avec ardeur, parce que nous eſpérions obtenir des éclairciſſemens utiles à l'art de guérir. Cependant, nous ſommes parvenus à vaincre ces difficultés; & encouragés par des médecins qui ont bien voulu ſeconder nos recherches, nous avons continué de ſuivre la carrière dans laquelle nous étions entrés, en prenant, toutefois, les précautions dont nous rendrons compte dans un moment.

Quoique les caractères qui indiquent l'exiſtence d'une maladie fébrile-putride, comme on vient de le dire, ne ſoient bien marqués qu'à une certaine époque, on ſait cependant que, dans le moment de l'invaſion de la maladie, il y a quelques ſignes précurſeurs qui, s'ils ne déterminent pas toujours le médecin à prononcer ſur la nature de la maladie qui ſe développera, ſuffiſent cependant pour lui faire preſſentir ce qui doit arriver.

C'eſt préciſément le ſang de ſujets qui, dès les deux premiers jours, avoient été jugés devoir être attaqués d'une maladie fébrile-putride, que nous avons choiſi pour l'objet de nos expériences.

Pluſieurs de ces malades ont été guéris ſans que la maladie putride ſe ſoit développée; mais chez d'autres, elle s'eſt déclarée telle que le médecin l'avoit prévue.

Le ſang de ces malades, pris auſſitôt qu'on a pu le faire, & dans les mêmes circonſtances, ne s'eſt jamais montré ſemblable. Tantôt les premières ſaignées ont fourni un ſang très-couenneux; tantôt la couenne étoit peu conſidérable; quelquefois elle n'exiſtoit pas du tout; souvent aussi nous avons remarqué que le sérum se séparoit facilement du caillot; mais plus souvent encore, nous avons vu que cette séparation étoit plus difficile.

Nous avons eu lieu aussi d'observer des différences dans la consistance, le volume & la couleur du caillot. Les seconde & troisième saignées ont présenté les mêmes variétés. Enfin, la quatrième saignée, qui a été faite à quelques-uns de ces malades, au moment ou très-près du moment qui a précédé le développement de la maladie dont il s'agit, ne nous a pas laissé appercevoir des caractères particuliers extérieurs, autres que ceux que nous avons quelquefois remarqués dans la première & la seconde saignée.

Nous avons examiné ensuite le sang de quelques malades, obtenu après le développement décidé de la maladie fébrile-putride, & ce sang ne nous a pas paru différer de celui que nous avions vu auparavant.

D'après ces premières observations, nous passâmes à l'analyse: pour cet effet, le sang de tous les malades, dont il vient d'être question, fut soumis successivement aux mêmes expériences employées à l'examen des différentes espèces de sang qui nous ont occupés dans cette troisième partie; les produits obtenus n'ont rien présenté de particulier, c'est-à-dire, que quand nous avons opéré sur du sang qui avoit produit beaucoup de couenne, on est venu à bout de la séparer, & qu'elle a paru semblable à celle du sang de maladies inflammatoires, la substance du caillot, recouverte par la couenne, avoit aussi fort peu de consistance & se dissolvoit aisément dans l'eau, & sa dissolution étoit coagulée par l'action de la chaleur, de l'esprit-de-vin & de quelques acides concentrés; les alkalis fixes & volatils, au contraire, s'opposoient à sa coagulation, & exaltoient singulièrement sa couleur.

Le sérum exposé à la chaleur du bain-marie est bientôt devenu concret, & d'ailleurs, s'est comporté en tout comme le sérum du sang des maladies inflammatoires.

Passant ensuite successivement en revue le sang couenneux & celui qui ne l'étoit pas, nous avons reconnu, après un travail long & fastidieux, que, soit que la fièvre putride ne fût pas encore déclarée, soit qu'elle le fût complètement, soit enfin qu'elle parût compliquée, il étoit constant que l'analyse chimique ne laissoit pas appercevoir dans le sang obtenu dans ces différentes circonstances, aucun siége, aucun foyer d'altération, autres que ceux observés dans le sang des sujets affectés de maladies, sans être fébriles-putrides.

La distillation au bain-marie, du sang de ces malades, est un des moyens sur lequel nous avons cru devoir insister.

Le principe de la putridité, qu'on pouvoit supposer dans quelques-uns, nous avoit fait croire que si véritablement cette supposition étoit fondée, le produit de la distillation donneroit des preuves de l'existence de l'alkali volatil ou ammoniac, résultat qui, comme on sait, est toujours celui que fournissent les matières dans lesquelles la putridité est développée.

Cependant, au lieu de retirer le produit sur lequel nous comptions, nous n'avons eu qu'un fluide clair sans couleur, ayant une odeur & une légère saveur de sang, ne verdissant pas le sirop violat, & ne se comportant pas comme une liqueur dans laquelle il y auroit de l'alkali volatil.

Curieux aussi de savoir si le sang obtenu d'un malade que le médecin avoit jugé être attaqué d'une fièvre putride, seroit plus prompt à se putréfier qu'un autre, nous avons mis en comparaison du sang de ce malade avec celui d'une personne en bonne santé; les deux vaisseaux qui contenoient ces deux fluides, après avoir été choisis de même matière, de même forme & d'une contenance égale, ont été placés dans le même endroit & à la même température; on a observé ensuite avec soin ce qui devoit se passer.

A la fin du second jour, les deux fluides ont commencé à exhaler une odeur désagréable; le quatrième jour, l'odeur étoit putride, & le huitième jour, elle n'étoit plus supportable. La marche de la putréfaction, dans le sang des deux sujets, a été à-peu-près la même; du moins, elle nous a paru telle.

Que conclure de tout ce qui précède? Rien autre chose, selon nous, sinon que dans les maladies putrides, le principe de la putridité n'existe pas dans le sang, ou que s'il s'y trouve, il est tellement enveloppé, qu'on ne sauroit le reconnoître, ni par des propriétés particulières, ni par des altérations produites sur le fluide présumé le contenir.

Il s'en faut bien, au reste, qu'il en soit du sang comme de la matière de la sueur, de l'urine, & généralement de toutes les humeurs excrémentitielles, qui, dans les fièvres putrides, ont toujours un caractère de putridité extérieur si marqué, qu'il n'est pas nécessaire d'invoquer des expériences pour le reconnoître.

Cet état même des excrétions ne sembleroit-il pas indiquer que ce sont elles qui contiennent spécialement le levain, le principe putride, & que, dans le degré d'altération où elles sont parvenues alors, leur séjour plus ou moins long dans l'individu malade, suffit pour déterminer le désordre d'où résulte la maladie, tandis que le sang, ne participant nullement à cet état, conserve toujours la manière d'être qui lui est particulière?

Ne peut-on pas croire, enfin, que si quelquefois le sang, dans cette espèce de maladie, diffère de celui d'un sujet bien portant, les différences qu'on y remarque ne sont pas celles qu'on observeroit, s'il contenoit réellement un principe aussi étranger à sa composition, que le peut être le principe de la putridité?

RÉSUMÉ GÉNÉRAL.

Il paroît, d'après nos expériences, que le sang en général est composé de neuf parties principales : la partie odorante, la matière fibreuse, l'albumen, le soufre, la gelatine, la partie rouge, le fer, l'alkali ou la soude ; enfin, l'eau. A l'égard des sels neutres qu'on y trouve, ils sont pour ainsi dire étrangers à ce fluide, puisqu'il est constant qu'il peut exister sans eux, & que ce n'est qu'à des circonstances particulières qu'est due leur présence.

Les proportions de ces parties varient à l'infini, suivant l'âge, le tempérament & la manière de vivre des individus ; toutes ont des caractères qui leur appartiennent essentiellement avec des nuances particulières, souvent difficiles à saisir.

1°. *Partie odorante.* Dans le sujet sain, cette partie est très-sensible, sur-tout lorsque le sang est nouveau ; peu-à-peu elle s'affoiblit à mesure qu'il s'altère ; & disparoît entièrement dès que la putréfaction est établie.

Dans le sang de l'individu malade, la partie odorante est décidément moins marquée ; il est même vraisemblable que, dans certains cas, elle doit être presque nulle.

Il paroît que son affinité avec le sérum est moindre que celle qu'elle a avec le caillot, car ce dernier la conserve toute entière pendant quelque temps, tandis que le sérum parfaitement séparé en est dépourvu.

Nous avons trouvé une analogie assez sensible entre la partie odorante du sang & celle des végétaux, puisque l'une & l'autre, indépendamment de leur action sur l'organe de l'odorat, sont encore solubles dans l'air, dans l'eau & dans les liqueurs spiritueuses.

2°. *Matière fibreuse.* Elle nous paroît être dans le sang, sinon en dissolution, au moins, dans un état de division extrême. Un mouvement rapide, imprimé à ce fluide au sortir des vaisseaux, suffit pour en opérer la séparation, ou bien, on peut l'obtenir en l'étendant dans une certaine quantité d'eau ; dans le premier cas, la matière fibreuse se présente sous la forme de filamens adhérens ensemble, d'où résulte un corps qui a de l'élasticité ; dans le second cas, au contraire, elle se précipite sous la forme de pellicules membraneuses ; mais toutes deux, traitées par les agens chimiques, donnent constamment les mêmes résultats, qui sont ceux qui appartiennent à la plûpart des matières animales.

Dans les jeunes animaux, la matière fibreuse semble avoir moins de tenacité ; dans l'individu adulte, la tenacité de cette matière est plus sensible ; mais soit dans le sujet malade, soit dans celui qui jouit d'une bonne santé, jamais on n'obtiendra d'autre différence que celle qui tient à l'âge ; aussi, la matière fibreuse du sang des scorbutiques, des maladies putrides & inflammatoires ressemble-t-elle, à fort peu de chose près, à celle qu'on a séparée du sang d'une personne saine, vigoureuse & de moyen âge.

C'est encore la matière fibreuse qui contribue à la formation du caillot, formation attribuée long-temps à la perte de la chaleur naturelle du sang, & qui n'est véritablement que le résultat de la contraction qu'éprouve cette matière en perdant le principe vital.

3°. *Partie rouge.* Elle varie infiniment par ses nuances, à raison d'une foule de circonstances incalculables. Assez généralement, on remarque que la couleur du sang des jeunes sujets est vermeille, tandis que le sang de ceux qui sont avancés en âge est plus foncée.

On sait encore que le sang veineux est d'un rouge moins vif que le sang arteriel, & qu'il y a aussi, dans la couleur de l'un & de l'autre, des nuances très-nombreuses.

Quelles que soient les tentatives que nous ayons faites, il ne nous a pas été possible d'extraire la partie colorante, de manière à l'avoir entièrement dégagée de tout corps étranger ; il paroît que presque toujours elle est accompagnée d'une certaine quantité d'albumen, avec lequel elle a un rapport décidé. La conformité de leur solubilité dans l'eau, & leur insolubilité dans l'esprit-de-vin, ainsi que dans les autres menstrues, est la cause qui, sans doute, s'oppose à leur séparation, & empêche qu'on ne puisse acquérir, sur la partie rouge du sang, toutes les connoissances qu'on pourroit se procurer, si on avoit la faculté de l'obtenir seule & à part.

Nous croyons cependant que le fer joue un grand rôle dans la coloration du sang, & que sa dissolution est opérée, dans ce fluide, par l'intermède de l'alkali fixe, analogue à celui de la soude.

4°. *Le fer.* C'est une chose vraiment remarquable, qu'il n'y ait que la partie rouge du sang qui contienne du fer ; ce métal, d'après les expériences citées, paroît être tenu en dissolution à la faveur de l'alkali, & c'est cette dissolution qui, comme on vient de le dire, produit la couleur rouge. Mais que devient le fer, en quittant le sang ? la chimie n'a pas encore pu répondre à cette question.

Quoi qu'il en soit, il paroîtra toujours bien extraordinaire que la substance musculaire, qu'on s'accorde à regarder comme entièrement produite par le sang, ne contienne pas le moindre atôme d'un métal qui existe dans un fluide qui sert à former cette même substance.

5°. *L'albumen.* Tant que le sang n'a pas subi d'altération, cette matière particulière reste en dissolution dans le sérum ; mais pour peu que ce fluide se décompose, elle se sépare en deux parties ; l'une s'unit à la sérosité, & lui donne une sorte de lintescence ; l'autre, au contraire, se joint à la matière fibreuse & à la partie colorante. Comme son rapprochement, alors, n'a pu avoir lieu que par la perte d'une certaine quantité d'eau qui la dissolvoit, elle prend de la consistance & la partage avec les deux corps où elle se trouve mêlée.

C'est le rapprochement de l'albumen qui contribue à la formation du caillot au moyen de la matière fibreuse. Il convient de remarquer que, comme dans cette circonstance le rapprochement de l'albumen a lieu spontanément & sans le secours de la chaleur, il ne peut pas avoir perdu la propriété d'être soluble dans une nouvelle quantité d'eau ; c'est ce qui fait aussi que le caillot peut se dissoudre entièrement dans l'eau, tandis que l'albumen, séparé par la chaleur ou les acides, n'est plus soluble dans les fluides aqueux.

La soude ou l'alkali fixe contribue, à ce qu'il paroît, à la solubilité de l'albumen, qui se sépare avec la sérosité. Ces deux corps sont dans une sorte de combinaison peu intime, à la vérité, puisque la chaleur, l'esprit-de-vin, & certains acides peuvent la détruire, & mettre en évidence l'albumen, qui aussitôt perd la propriété d'être soluble dans l'eau.

Lorsqu'on compare l'albumen du sang avec celui du blanc d'œuf & des autres fluides animaux, on les trouve parfaitement semblables ; ils jouissent, du moins, des mêmes propriétés, & on y trouve du soufre, dont on peut manifester la présence par les procédés que nous avons indiqués.

De toutes les parties constituantes du sang, l'albumen est celle dans laquelle nous avons cru appercevoir quelques altérations, lorsque nous avons examiné le sang des malades. Elle devenoit principalement sensible lorsqu'on faisoit chauffer le sérum qui la tenoit en dissolution ; jamais alors elle n'acquéroit cette concrétion complète dont elle jouissoit toujours lorsque nous opérions de la même manière sur le sérum du sang d'un sujet bien portant. Il se séparoit une certaine quantité de liqueur qu'il étoit facile de retirer par la simple décantation. Nous ajouterons cependant que la remarque que nous avons faite à cet égard, n'a pas été particulière à telle ou à telle autre maladie ; du moins, n'avons-nous pu, malgré toutes les précautions, obtenir de différences assez sensibles pour en tenir compte.

6°. *Le soufre.* Il est difficile de déterminer l'état où se trouve le soufre dans l'albumen ; mais il paroît bien démontré qu'il est une de ses parties constituantes. Au reste, comme on l'a observé dans ce mémoire, le soufre semble jouer un grand rôle dans l'économie animale, puisqu'indépendamment de celui qui est dans l'albumen du sang, on en trouve aussi dans la bile, dans le cerveau, & généralement dans toutes les humeurs qui contiennent de l'albumen. Son état, dans ces différentes substances, est peut-être différent de celui où il est dans le sang; mais aucunes recherches n'ont été faites à ce sujet. Cependant, il seroit utile que quelqu'un voulût s'y livrer, car, sans doute, les résultats qu'elles produiroient serviroient à éclairer les physiologistes, & les conduiroient à l'explication de certains phénomènes dont, jusqu'à ce jour, il a été impossible de rendre raison.

7°. *Alkali fixe ou soude.* Cet alkali accompagne toujours le sang; sa quantité est assez considérable pour l'obtenir aisément; une de ses principales fonctions est sans doute de favoriser la dissolution de corps qui, sans son action, resteroient insolubles, tels que le fer & l'albumen. Il est vraisemblable aussi que son usage est plus étendu, vu sa tendance à la combinaison, & la propriété qu'il a de la communiquer aux corps avec lesquels il se trouve réuni.

Il seroit difficile de prononcer d'une manière positive sur l'origine de l'alkali fixe contenu dans le sang; mais nous présumons qu'il est un des produits de l'animalisation. Il faut en dire autant du fer, du soufre & des sels moyens que le sang, dans tous les états, nous a fournis.

8°. *La gelatine.* Plusieurs physiologistes très-célèbres ont pensé, que le sang contenoit une certaine quantité de cette matière. Rouelle & d'autres chimistes, après l'avoir cherchée inutilement, ont assuré qu'elle n'existoit pas. Cependant, Fourcroy assure être parvenu, à l'aide de procédés dont nous avons rendu compte, à l'obtenir seule & dégagée de tous corps étrangers. Les fluides aqueux étant le dissolvant naturel de cette matière, on conçoit que le sérum doit l'entraîner avec lui; elle reste confondue alors avec l'albumen, la soude & les sels neutres; mais elle s'en sépare aisément lorsqu'on fait coaguler le sérum. Le moyen pour l'obtenir, comme nous l'avons démontré, ne laisse plus le moindre doute sur son existence.

La quantité de gelatine contenue dans le sang est peu considérable, & c'est peut-être pour cela qu'on a été si long-temps à la découvrir. Il est vraisemblable qu'à mesure qu'elle se forme, il s'en sépare une partie qui, avec la matière fibreuse, est destinée à la formation de la substance musculaire.

Hippocrate & Bordeu ne se trompoient donc pas, lorsqu'ils disoient que le sang étoit de la chair fondue & coulante, puisqu'on trouve dans ce fluide les deux mêmes matières qui constituent la chair.

Il paroît que l'état morbifique n'influe pas sur la gelatine, car nous l'avons trouvé jouissant de toutes ses propriétés dans les différens sangs que nous avons examinés.

9°. *L'eau.* La fluidité du sang dépend essentiellement de l'eau qu'il contient ; elle facilite le mouvement des corps qui le conſtituent, & les rend propres à entrer dans la compoſition des différentes parties à la formation deſquelles elle concourt. Si l'eau eſt un composé d'hydrogène & d'oxigène, ainſi qu'on le croit actuellement, on doit préſumer que, dans le ſyſtême animal, elle ſe forme continuellement, & qu'indépendamment de la quantité qui eſt néceſſaire pour donner de la fluidité au ſang, il y en a une autre quantité qui ſe décompoſe pendant l'acte de la circulation, & que les réſultats de ſa décompoſition contribuent à réparer les pertes préſumées ſe faire, ſoit en matière fibreuſe, ſoit en albumen.

Le ſang ne contient pas toujours une égale quantité d'eau ; auſſi, ſa fluidité n'eſt-elle pas toujours la même ; mais ce qu'il y a de conſtant, c'eſt que de ſa plus ou moins grande fluidité, on ne ſauroit tirer la moindre conſéquence ſur l'état ſain ou ſur l'état morbifique du ſujet dont on examine le ſang, puiſque, d'après des expériences comparatives ſur le ſang de l'un & de l'autre état, nous avons obſervé des variations infinies.

Nous le répétons en terminant ; tout concourt à démontrer que les différentes parties conſtituantes du ſang appartiennent à ce fluide, & qu'elles ſont le produit de l'animaliſation. Le règne animal a donc, comme le règne végétal, le pouvoir de créer de l'eſprit recteur, des huiles eſſentielles, des huiles graſſes & des réſines ; des alkalis, des acides, des ſels eſſentiels, des ſels moyens & des terres ; de l'albumen & de la gelatine, de la matière fibreuſe, du ſoufre & du fer. Mais quel eſt cet art ſublime qui produit toutes ces combinaiſons ? Par quel mécaniſme ces tranſmutations, ces aſſimilations, ces modifications s'exécutent-elles continuellement & avec tant d'harmonie dans l'économie végétale & animale ? voilà des ſecrets que la nature ne nous a pas encore permis de pénétrer ; en un mot, ce ſont des problêmes de la végétation & animaliſation, qui reſtent à réſoudre.

De l'Imprimerie de BOISTE, rue Haute-Feuille, N°. 21.

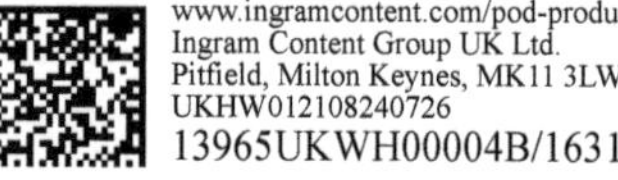
www.ingramcontent.com/pod-product-compliance
Ingram Content Group UK Ltd.
Pitfield, Milton Keynes, MK11 3LW, UK
UKHW012108240726
13965UKWH00004B/1631

9 782013 477062